扫频源光相干断层扫描及血流成像图谱

主　编：陈有信　彭先兆

副主编：陈　欢

编　者（以姓氏笔画为序）：

王月麟　王尔茜　王征宇　王嘉因　杜　虹　李　冰　李东辉　杨景元

张辰茜　张碧磊　陈　欢　陈有信　陈露璐　罗明月　赵欣宇　原铭贞

彭先兆　韩若安

科学技术文献出版社

SCIENTIFIC AND TECHNICAL DOCUMENTATION PRESS

·北京·

图书在版编目（CIP）数据

扫频源光相干断层扫描及血流成像图谱 / 陈有信，彭先兆主编. —北京：科学技术文献出版社，2020.11（2023.7重印）

ISBN 978-7-5189-7303-3

Ⅰ.①扫…　Ⅱ.①陈…　②彭…　Ⅲ.①眼病—影像诊断—图谱　Ⅳ.① R770.43-64

中国版本图书馆 CIP 数据核字（2020）第 213928 号

扫频源光相干断层扫描及血流成像图谱

策 划 编 辑：蔡　霞　　责任编辑：蔡　霞　　责任校对：王瑞瑞　　责任出版：张志平

出　版　者　科学技术文献出版社

地　　　址　北京市复兴路15号　　邮编　100038

编　务　部　（010）58882938，58882087（传真）

发　行　部　（010）58882868，58882870（传真）

邮　购　部　（010）58882873

官 方 网 址　www.stdp.com.cn

发　行　者　科学技术文献出版社发行　全国各地新华书店经销

印　刷　者　北京地大彩印有限公司

版　　　次　2020 年 11 月第 1 版　2023 年 7 月第 3 次印刷

开　　　本　889×1194　1/16

字　　　数　231千

印　　　张　14.5

书　　　号　ISBN 978-7-5189-7303-3

定　　　价　188.00元

主编简介
Author introduction

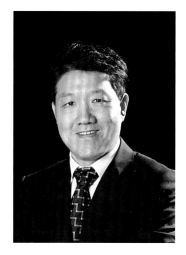

陈有信，北京协和医院眼科常务副主任，中国医学科学院眼底病重点实验室主任，主任医师，教授，博士研究生导师。中华医学会眼科学分会常务委员兼主任委员助理，中国医师协会眼科医师分会顾问，中国老年保健协会眼科分会会长，中国老年医学会常务委员兼秘书长，北京医师协会眼科专业委员会会长兼眼科人工智能分委会主任委员，海峡两岸医药卫生交流协会理事兼眼科学专业委员会副主任委员、黄斑学组组长，中国非公医疗机构协会眼科专业委员会副会长兼眼科影像与信息学组组长；兼任《中华眼科杂志》、*BMC Ophthalmology* 等杂志编委。作为合作研究者完成的"泪液学临床及实验研究"获得国家科技进步二等奖。主持国家自然科学基金项目等多项研究。

近年来，致力于黄斑变性及息肉状脉络膜血管病变和人工智能方面的研究。参与《眼底病学》、*Retina*（第 5 版）等 10 余部专著的写作，著有《视网膜色素上皮基础与临床》《荧光素眼底血管造影》《常用眼底病检查技术》《视网膜黄斑病变陈有信 2020 观点》。翻译出版《白内障诊治》、*Retinal Vascular Disease*、*Retina*（第 4 版，第 1 卷）。发表各类眼科学术文章 70 余篇。2004 年被授予"中华眼科学会奖"，2008 年被授予亚太眼科学会"杰出服务奖"，2015 年荣获"中国优秀医生奖"，2016 年、2018 年分别获得亚太眼科学会"成就奖"，2018 年获得海外华人视觉与眼科研究协会颁发的"杰出领导力奖"。

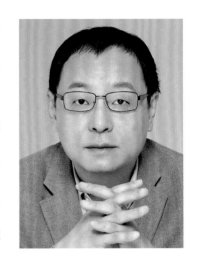

彭先兆，博士，视微影像创始人，van Gogh 系列扫频源光相干断层成像扫描仪的首席系统架构设计师，拥有产品核心技术专利，在扫频激光与精密光学领域有 20 多年的专业积累。

1995 年毕业于北京大学物理系，1997 年在中科院电子学研究所获得光电子学硕士学位，同年赴美深造，2002 年在美国俄勒冈州立大学（Oregon State University）获得博士学位。2001 年起在位于美国硅谷的光学公司 New Focus 从事外腔式扫频激光器的研究设计。2007 年加入美国 KLA-Tencor 公司，担任资深主任级工程师，从事半导体级超精密光学检测设备的研发。2014 年 2 月，与李冰博士一起在美国硅谷创立科技公司 SVision Research，Inc.，致力于前沿眼科影像技术的研发。

2015 年，率团队回国，成立视微影像。历时 5 年，成功完成了新一代扫频源 OCT 的关键软硬件技术的研发与产品化，推出了世界上第一台每秒 20 万次 A-scans 的广角扫频源眼科 OCT 设备，在扫描速度、扫描视野、成像深度、图像信噪比、OCTA 分辨率、精准 CNV 检测等一系列最重要性能上超越或达到世界先进水平，并在后续产品的研发中继续领跑世界。在多年的职业经历中，发表了 10 余篇学术论文，并拥有 10 余项国内外技术专利。

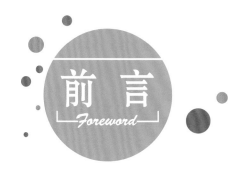

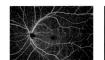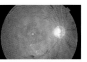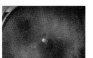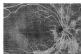

扫频源光相干断层扫描及血流成像图谱

　　眼科光相干断层扫描（optical coherence tomography，OCT）影像技术的出现至今已有20余年，它的出现具有划时代意义。尤其是最近10年，由于技术的不断突破，OCT技术从时域OCT（time-domain OCT），到频域OCT（spectral-domain OCT），再到第三代扫频源OCT（swept-source OCT，SS-OCT），具有扫描速度更快、灵敏度更高、穿透力更强、成像范围更深、视野范围更广等特点。OCT技术发展日新月异，产品不断升级，高清的OCT图像加深了眼科医生对疾病的认识，已经成为临床上眼底疾病不可或缺的诊断利器。近年来，OCT领域的另一个突破性进展是OCT血流成像技术（OCT angiography，OCTA），这种血流成像技术无须造影剂就可以获得活体视网膜脉络膜的血管影像，甚至还可以更好地揭示视网膜及脉络膜不同层次的血管形态，发现早期脉络膜新生血管，从而提供更多的病理信息，因此该技术正广泛应用于多种眼底血管性疾病的检查。

　　本图谱介绍了SS-OCT成像的技术原理，以及OCTA分层算法和血流量化等技术的原理和特点，通过大量正常眼底、玻璃体相关疾病、视网膜疾病、脉络膜疾病等的SS-OCT和SS-OCTA图片解读，帮助眼科医生理解该技术，并学会读图。本书的OCT和OCTA图像均出自视微影像扫频源OCT，视微影像将扫频源技术与血流成像技术相结合，具有成像更深、更广、更快等特点。视微影像扫频源OCT最大扫描深度可达6 mm，能更好地展示包括病理性近视、后巩膜葡萄肿、玻璃体相关疾病、眼内肿瘤等影像特点。此外，还具有无拼接72°广角血流成像，拼接达120°以上的超广角血流成像，使许多视网膜血管性疾病，如糖尿病视网膜病变、视网膜静脉阻塞等，无须进行荧光血管造影等有创检查即可评估视网膜血管的病理状况，从而指导治疗。为了帮助广大读者从多模式影像角度更全面地理解疾病，本图谱中的病例不但突出介绍了SS-OCT和SS-OCTA

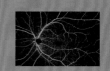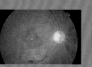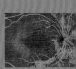

的特点和解读，还配有其他影像学资料，包括荧光素眼底血管造影（fundus fluorescein angiography，FFA）、吲哚菁绿血管造影（indocyanine green angiography，ICGA）、彩色眼底照相等。本图谱按不同眼底疾病分类介绍，病例丰富，所有病例均来自编者临床工作中接诊的患者，实用性和可读性强，期望能为广大眼科医生、技师和研究生提供有益的帮助和参考。

　　衷心感谢北京协和医院眼科提供的病例，感谢全体编者对本图谱顺利出版做出的贡献，感谢常红侠、马亚静、石正明等在图像采集、图片处理方面给予的大力协助，感谢视微公司提供的设备技术支持，感谢科学技术文献出版社的鼎力相助。由于编者工作繁忙，编写时间仓促，难免有疏漏和不妥之处，恳请读者批评指正。

陈有信　彭先兆

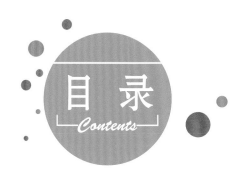

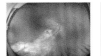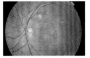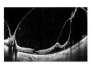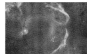

扫频源光相干断层扫描及血流成像图谱

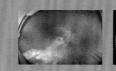

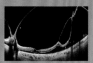
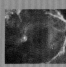

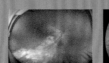

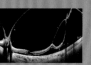
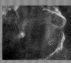

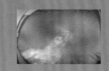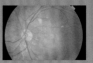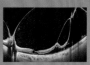

第 1 章　扫频源 OCT

扫频源 OCT 概述

　　光相干断层扫描（optical coherence tomography，OCT）技术是一种非接触、无创伤、高分辨率的成像技术。它利用弱相干光干涉原理，检测生物组织不同深度层面对入射光的背反射或散射信号，通过扫描可以得到生物组织的结构图像。

　　在医学领域，OCT 已经成为自显微镜发明以来最成功的一种光学影像诊断方法。OCT检查无须任何造影剂，具有无创、快速、高分辨率、高安全性的特点。尤其对于眼科检查，OCT 可以看到其他影像技术所无法看到的眼底和眼前节精细断层结构，常用于各类眼科疾病的诊断，如老年黄斑变性、糖尿病视网膜病变、病理性近视、青光眼等，已成为眼科不可或缺的影像工具。

　　OCT 技术从本质上讲是一个弱相干光干涉仪。如图 1-1，一个光源发出的光经过分光镜分光后，一部分进入参考臂，经参考镜反射后原路返回；另一部分进入样品臂，到达样品后，被样品反射或散射后原路返回。信号光与参考光在分光镜处再次相遇时，形成干涉。通过对干涉信号的分析，可以得到样品在一定深度范围内的信息。如果在样品臂中加入一个扫描振镜，该振镜沿横向扫描，就可以得到二维的断层影像。如果再加上另一个方向的扫描，就可以重建样品的三维信息。

　　从应用与原理上，OCT 与超声影像技术有类似之处。二者都是发出一束探测波，被生物介质反射或散射后原路返回，通过分析返回的波动信号，得到介质沿探测波传播方向的信息。

二者都通过对探头的横向扫描实现二维或三维的断层成像，如图1-2示。不同的是，超声影像的探测波是声波，通过反射信号返回的时间来确定样品介质的深度信息。OCT的探测波是光波，通过回波与参考光的光学干涉，分析出介质的深度信号。超声影像的轴向分辨率通常在0.1 mm量级。光学干涉的轴向分辨率取决于光源的光谱宽度。眼科OCT设备的光学分辨率通常可达到微米量级，精度远远高于超声经由时间确定的轴向位置。由于光波的波长远远短于声波，OCT的横向分辨率与光学显微镜类似，也高出超声至少一个数量级。然而也正是由于OCT使用光波作为探测信号，其穿透深度相对有限，特别适合眼睛那样透明或半透明的生物组织，而不像超声那样可以用于大范围的人体组织。

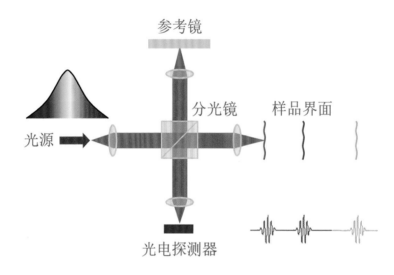

图 1-1　OCT 基本原理

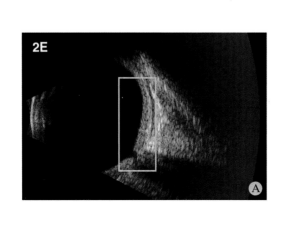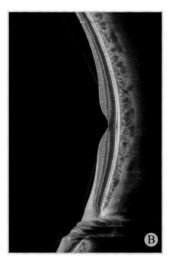

A：眼球的超声影像；B：A图黄框的视网膜部分的OCT影像，OCT可以显示更多的生物组织细节。

图 1-2　OCT 与超声影像类比

OCT 自问世以来，经历了三代技术发展。

早期的 OCT 技术被称为时域 OCT，对断层的扫描通过参考反射镜沿光轴方向的移动实现。当参考反射镜与待测样品的某一个断面位相差为零时，探测器上就会出现一个峰值。当参考镜走完一个完整的行程，即获得了扫描镜在这一横向位置点样品的轴向信息。这是 OCT 的一个最小扫描单元，被称之为一个 A-scan。第一代 OCT 技术率先在眼科应用。比起传统的超声检测手段，其轴向分辨率提高了一个数量级，并且不需要接触患者的眼球。由于这些优点，自 20 世纪初起 OCT 眼科仪器，迅速取代了传统的超声检测，成为眼科广泛使用的主要检查方式，但第一代 OCT 技术灵敏度低，受参考反射镜机械移动速度的限制，影像速度慢，难以满足二维或三维成像的临床要求，测量容易受到眼球运动的干扰。

20 世纪初，第二代 OCT 技术问世。基于光栅和一维 CCD 阵列的光谱仪取代了简单的光电探测器来检测干涉信号。光谱仪上获取的信号经傅里叶逆变换，即可获得探测样品轴向的全部信息，因此，第二代 OCT 技术又称为频域（或谱域）OCT。参考反射镜不再需要移动。由于探测样品轴向断层信息可以同时获取，测量速度被提高了两个数量级。与此同时，信噪比与灵敏度不但没有因速度的提高而降低，反而也有增加。速度与灵敏度的提高，意味着二维成像变得更加实用，3D 成像成为可能。自 2006 年商业化以来，频域眼科 OCT 迅速被市场接受，并在以后的 10 余年里成为临床应用的主流技术。但频域 OCT 的最大弱点是深度有限，只能到达组织内 1.8 ~ 2.2 mm，难以满足深度近视、病理性近视、后巩膜葡萄肿等影像深度较大级别的临床需求。有限的深度也难以支持超大视野成像、前节成像等应用场景。

第三代 OCT 被称为扫频激光 OCT，其技术始于 20 世纪 90 年代中期。它采用光波长可连续（或准连续）变化的扫频激光为光源，而不像前两代 OCT 技术那样使用宽带光源，因此又称为扫频激光或扫频源（swept-source）OCT。

2006 年，麻省理工学院成功研制傅里叶域锁模（fourier domain mode locking，FDML）扫频激光器，极大地提高了 OCT 系统的扫描速度。2012 年前后，半导体扫频激光技术逐步成熟，产品化的扫频源 OCT 开始凸显其性能上的优势，克服了频域 OCT 影像深度小的缺点，在速度和灵敏度上全面超越频域 OCT。扫频激光 OCT，尤其是基于高速扫频 1050 nm 波段的半导体激光器扫频源 OCT，代表着未来眼科 OCT 仪器的发展方向。

图 1-3 展示了典型 OCT 影像的发展历程。1996 年，世界第一台商业化的时域 OCT 问世，虽然图像质量还较为粗糙，但由于其可以让医生直接观察到以前看不到的眼底断层结构，引

起了学者与临床医生的极大兴趣。2002 年，改进后的时域 OCT 产品问世，较早期产品，无论是速度还是图像质量已经有了不少提高，但综合性能还未到达实际临床需求。2006 年，频域 OCT 首次进入市场，把速度大幅提高至每秒 2.6 万次 A-scan，同时图像质量也有飞跃式的提升。技术的革新带来了 OCT 的广泛普及，OCT 很快成为眼科检查不可或缺的工具和眼底疾病诊断的金标准。2012 年以来，扫频激光 OCT 则把眼科 OCT 影像提升到一个新的高度，速度更高，图像更优，深度更深，范围更广，为眼科影像带来一个新的时代。

1996—2002 年　时域 OCT 100 A-scans/s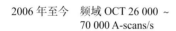

2002 年　时域 OCT 400 A-scans/s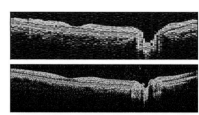

2006 年至今　频域 OCT 26 000 ～
70 000 A-scans/s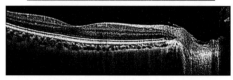

2019 年
扫频激光 OCT 100 000 ～
200 000 A-scans/s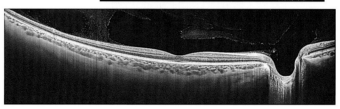

图 1-3　OCT 发展历程，从时域 OCT、频域 OCT 到扫频激光 OCT

2012 年，日本拓普康（Topcon）公司率先推出每秒 10 万次 A-scan 的扫频源 OCT，DRI OCT Atlantis。2017 年，德国卡尔蔡司公司（Carl Zeiss）推出同样速度的扫频源 OCT，Elite 9000，把 OCT 的扫描范围提升至 56°（对应眼底 16 mm）。2019 年，中国初创科技公司视微影像历经 5 年研发后，推出世界上第一台每秒 20 万次 A-scan 的扫频源 OCT，van Gogh 200，同样实现了 56°/16 mm 的广角视野，标志着第二代扫频源 OCT 的成熟。世界最先进的 OCT 首先在中国获得注册证并进入临床，这在世界眼科器械的历史上是第一次。半年后，卡尔蔡司在欧盟与美国也展示了 20 万次 A-scan 每秒的眼科扫频源 OCT，同时将扫描深度提升至 6 mm。2019 年年底，视微影像的科研型号 van Gogh Plus 展示了 6 mm 的影像深度，同时首次实现了前后节一体 6 mm 深度和 16 mm 广角的眼科 OCT。

注：除本章个别用于对照的时域及频域 OTC 影像外，本图谱的 OCT 影像均来自视微影像的 van Gogh（VG200/100 临床型号）和 van Gogh Plus（科研型号）扫频源眼科 OCT。

扫频源 OCT 技术特点

与上一代的技术频域 OCT 相比，扫频激光 OCT 的优势主要体现在以下几个方面。

（1）速度快

频域 OCT 的典型速度在每秒几万次 A-scan，从最初的 2 万～ 3 万次 / 秒到今天主流 OCT 设备的 7 万次 / 秒。频域 OCT 的速度主要取决于其中作为核心器件的光谱仪线扫描相机的速度。

扫频源 OCT 的速度主要取决于扫频激光的扫描速度、数据采集速度和计算机的实时数据处理能力。2012—2018 年，医疗用扫频源 OCT 的速度在 10 万次 / 秒。2019 年，中国视微影像与德国卡尔蔡司先后推出 20 万次 / 秒的眼科扫频源 OCT，标志着扫频源 OCT 进入 20 万次时代。

OCT 是一种点扫描技术，速度的提升带来更密集的扫描和沿轴向投影（也称 en face）平面内更高的像素，这对于 en face 影像与血流成像尤其重要。图 1-4 展示了基于视微影像 VG200 的广角高清 OCT 血流成像，完成这样一个 OCT 血流成像需要 200 万个 A-scan。其中，中心区域在放大后仍然保留了清晰的毛细血管细节。这在频域 OCT 的设备上是难以做到的。

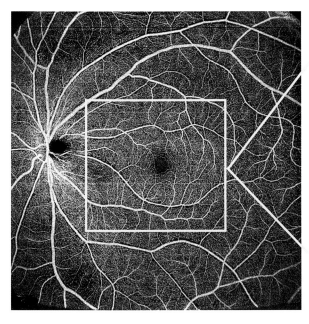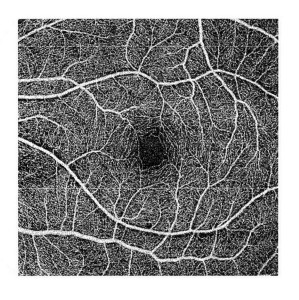

图 1-4　扫频激光 OCT 广角高分辨血流成像（12 mm×12 mm，1024 像素 ×1024 像素）

当前，每秒 20 万次的高端 SS-OCT 主要服务前沿的临床科研与大型综合性医院和眼科专科医院门诊，在未来几年内将逐步成为临床应用的主流。而每秒 40 万次 A-scan 与每秒百万次的 SS-OCT 也将在未来几年内问世，为高分辨 OCT 血流成像、实时三维 OCT 影像、实时 OCT 血流成像及术中 OCT 等领域带来更多新的可能性。

（2）灵敏度高，信噪比高

频域 OCT 中的探测单元是一个光栅光谱仪。由于结构相对复杂，光栅光谱仪的光损耗通常较大。而扫频源 OCT 则采用一个结构相对简单的平衡光电探测器，光损耗很小。并且，平衡探测器可以有效地抑制共模噪声。因此，在同等的扫描速度下，扫频源 OCT 比频域 OCT 影像呈现出更高的信噪比与灵敏度。

图 1-5 是一张正常人的眼底 SS-OCT 图像。扫频源 OCT 不仅可以清晰地展示视网膜的结构，还可以同时显示脉络膜全层、玻璃体皮质纹理和液化腔。

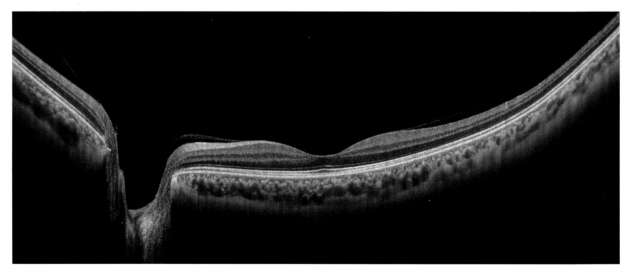

图 1-5　正常人的眼底广角扫频源 OCT 影像

临床上，由于患者晶状体混浊、眼底出血等各种原因导致的屈光介质不清，可能造成 OCT 返回信号微弱。此时，扫频源 OCT 的高穿透能力和高灵敏度就变得尤其重要。图 1-6 是一位白内障患者右眼频域 OCT 与扫频源 OCT 图像的对比。针对该病例，频域 OCT 无法显示具有诊断意义的结构影像，而扫频源 OCT 凭借其超高的灵敏度，仍然能够清晰成像，为临床诊断提供确切的诊断依据。

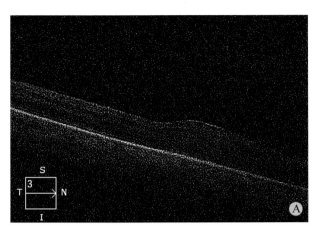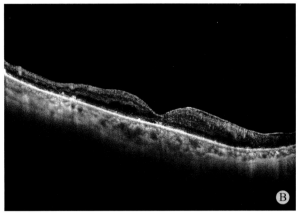

图 1-6　白内障患者的频域 OCT（A）与扫频源 OCT（B）影像灵敏度对比

（3）穿透力强

频域 OCT 的工作波长位于 840 nm 附近，而扫频源 OCT 的波长在 1050 nm 波段或 1300 nm 波段。更长的波长意味着更小的散射损耗和更好的穿透性。因此，1050 nm 扫频源 OCT 对于眼底脉络膜与巩膜的展现，有着明显的优势。在图 1-7 的对比中，扫频源 OCT 可以完整地显示脉络膜层的结构，脉络膜与巩膜界限清晰完整，而频域 OCT 无法穿透至脉络膜深层。

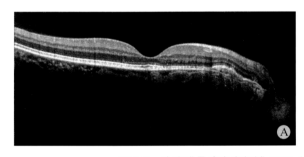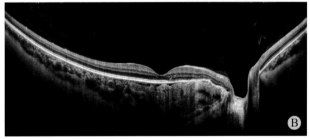

图 1-7　脉络膜骨瘤患者频域 OCT（A）与扫频源 OCT（B）影像穿透力对比

（4）成像范围深

频域 OCT 与扫频源 OCT 都需要探测反射光与参考光干涉之后形成的频谱。OCT 影像深度取决于频谱分析的分辨率。频域 OCT 由于光谱仪的分辨率有限，灵敏度随着深度急剧下降，如图 1-8 中蓝线所示。扫频源的分辨率则取决于光源本身的线宽或相干长度、光源扫描速度和数字采样频率。单纵模光源可以实现 100 mm 以上的相干长度，配合现代的高速数字采集卡，可以实现比传统光栅光谱仪高得多的分辨率，因而信号强度随深度衰减慢得多，可以实现比频域 OCT 高数倍到数十倍的影像深度，如图 1-8 中红线所示。

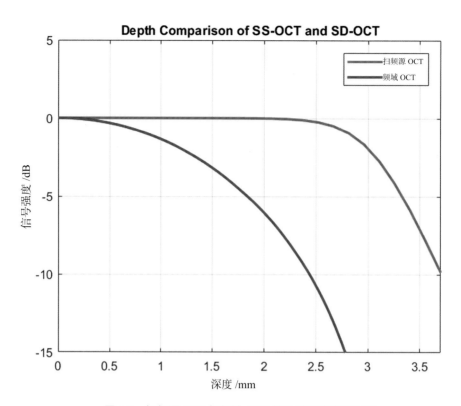

图 1-8　扫频源 OCT 与频域 OCT 信号随深度衰减对比

当前，主流的频域 OCT 深度在 1.8 ~ 2.2 mm，而典型的扫频激光 OCT 产品可以达到 2.6 ~ 3 mm。而最为先进的扫频源眼科 OCT 可以实现组织内 6 mm 的深度。视微影像研发中的基于扫频源 OCT 原理的眼科生物测量仪，影像深度甚至达到了组织内 40 mm，可以实现从角膜到眼底的全眼无拼接一次成像。

（5）视野范围广

影像深度的大幅提升带来的另一个好处是可以实现广角视野。眼底扫描视野的扩大要求更加复杂的光学设计，然而仅靠光学镜头的设计还远远不够。即使采用完美的光学镜头，对于正常人眼的眼底，OCT 扫描出来的视网膜图像也并非水平。用物理的语言来讲，这是因为从瞳孔到眼底各个位置的光程不一致，导致视网膜在 OCT 影像中呈现一定的弧度。这个弧度带来的"高度差"（即光程差）随着视野的扩大而急速增大。这个问题在深度近视患者的眼底图像上尤其突出。

在频域 OCT 上，尽管理论上可以通过光学设计实现广角视野（≥ 55°），但由于深度的限制，容易在周边出现"折返"现象，大视野的频域 OCT 成像在临床上并不实用。扫频源 OCT 则很好地克服了深度的限制，影像深度通常为组织内 2.6 ~ 3.0 mm，多数患者可以进行 56° 的广角扫描，但对于严重的高度近视，深度仍显不足，图像周边依然会出现折返，如图 1-9A

左红色箭头标示。最新的扫频源 OCT（研发样机）影像深度可达 6 mm，临床上最具挑战的高度近视、后巩膜葡萄肿病例都可以进行完整的广角成像（图 1-9B）。视微影像 VG100 Plus 科研样机的 6 mm 影像深度使在高度近视与后巩膜葡萄肿病眼上的 16 mm 广角扫描成为可能。图 1-10 进一步展示了两个这样的病例。

组织内 6 mm 的影像深度，也为未来更大视野的光学与系统设计扫清了障碍。在后面的内容中，我们将看到 72° 的广角眼底 OCT 影像。

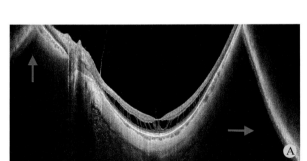
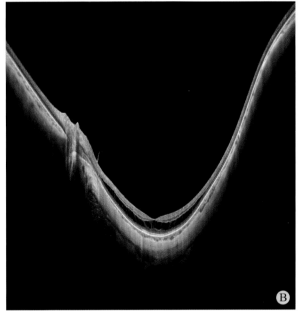

A：常规深度 OCT 影像，图像两侧折返现象明显（箭头）；B：6 mm 深度 SS-OCT 影像，无折返现象。

图 1-9　高度近视黄斑劈裂影像对比

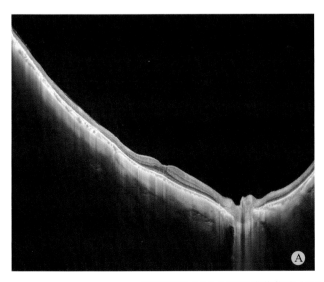
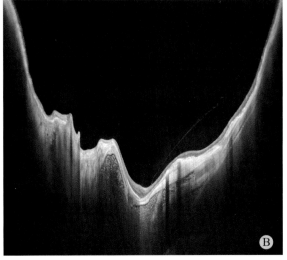

高度近视（A）与后巩膜葡萄肿（B）16 mm 广角扫描 SS-OCT 影像。

图 1-10　高度近视影像对比

○ 扫频源 OCT 血流成像

OCT 领域的另一个最重要的进展是光相干断层扫描血流成像（optical coherence tomography angiography，OCTA）。

在同一位置进行重复的 OCT 扫描，随血液流动的红细胞将引起 OCT 信号的变化，而静态组织的 OCT 信号基本保持不变。通过分析在同一位置 OCT 信号的变化而区分出血流与静态组织，OCTA 技术可以从三维 OCT 体数据中提取出血管网络的形态（图 1-11）。

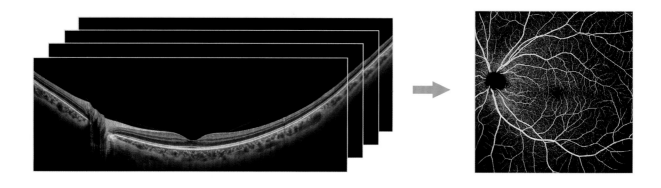

图 1-11　从多次重复的结构 OCT 影像中提取血流影像

临床上 OCTA 的功能与荧光造影类似，但是不像荧光造影那样需要注射造影剂，无创、安全、快速，并且可以逐层显示眼底血管的形态。尤其对于视网膜血管性疾病导致的动静脉阻塞、新生血管等严重危害眼底健康的疾病，有着重要的临床诊断价值（图 1-12 至图 1-14）。近几年，随着抗血管内皮生长因子（vascular endothelial growth factor，VEGF）眼底新生血管治疗药物的推广，血流成像功能正逐步成为 OCT 产品的标配。

高质量的血流成像，需要高质量的硬件与优异的算法密切配合。

硬件层面，与扫频源相结合，血流成像技术变得更加强大。扫频源的高信噪比带来了更加清晰的图像，更高的灵敏度；超高速带来了更高的扫描像素与分辨率；高穿透性使深层脉络膜血管得以显现；超大视野则使血流成像的覆盖区域延展至周边区域。

软件层面，至少需要以下几个方面的关键算法。

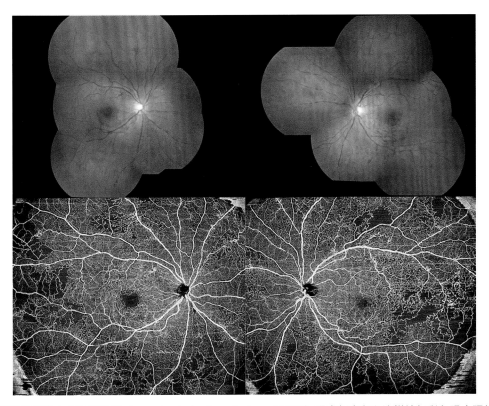

图 1-12　双眼视网膜中央静脉阻塞（central retinal vein occlusion，CRVO）眼底超广角血流拼接与彩色眼底照相拼图对比

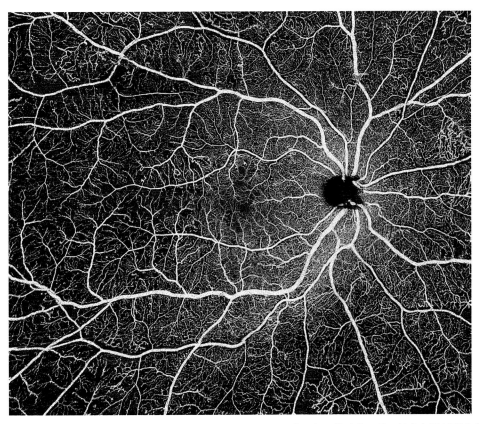

视微影像超大视野 OCT 血流成像覆盖约 80°×60° 区域，清晰显现视网膜毛细血管丢失、微血管瘤与视网膜内微血管异常。

图 1-13　重度非增殖期糖尿病视网膜病变患者的超大视野 SS-OCTA 拼图

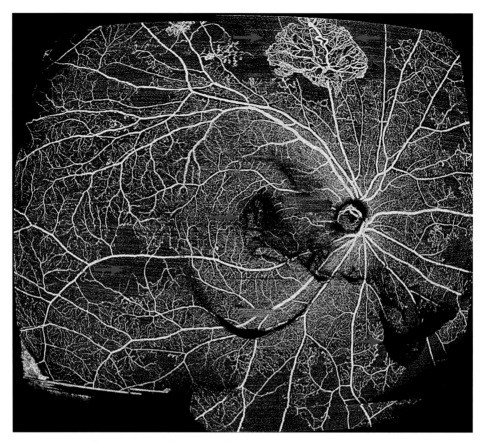

视微影像超大视野 OCT 血流成像清晰显现多种病灶：1.无灌注区；2.新生血管；3.视网膜前出血（本病例由山东大学齐鲁医院周芳教授提供）。

图 1-14　增殖性糖尿病视网膜病变患者的超大视野 SS-OCTA 拼图

（1）OCTA 基础算法

早期的血流成像算法由于数据采集速度的限制，多从单幅图像生成，主要凭借分析相邻 A-scan 的相位和强度差异。这种做法的主要缺点是仅血流速度快的大血管有足够的信号，基本无法辨识血流速度低的毛细血管。因为相邻 A-scan 存在结构差异，结果不仅含有血流信号，还混有人们不想看到的结构差异。

随着数据采集速度的大幅提高，现在通常的做法是在同一个慢扫位置连续采集两幅到多幅 B-scan。凭借分析 B-scan 之间的信号相位或是强度差异，得到血流信号。这种做法不仅可以更好地对毛细血管成像，而且当 B-scan 超过两幅时，可以计算多幅血流图像的平均值，计算结果可以有效地提高信噪比。

不同 OCT 产品计算差值的公式虽然非常多样，但都基本可以归结为使用 OCT 图像的相位、强度，或是二者的组合。不同的计算公式在一定程度上会造成结果的信噪比不同，来源的系统噪声的敏感性不同。是否使用相位需要仔细衡量利弊。一方面，相位的差异是一个重要的信息，在一个理想系统中，可以作为血流信号的重要组成部分。另一方面，使用相位计算差异的算法，比使用强度的算法对眼动更加敏感，需要额外的运动补偿算法来压制运动噪声。在扫频 OCT 中，也对不同 A-scan 之间的相位抖动比较敏感，需要系统较好地抑制或矫正相位抖动。一个好的算法设计，需要综合考虑系统的硬件性能，针对系统的各种噪声源加以优化。

（2）精准分层

分层算法是血流成像算法中不可或缺的一步。眼底不同生理结构层对应的血管网结构和形态差异很大。医生需要查看不同结构层的血流信息，才能对疾病做出正确的诊断。所以绝大多数 OCT 产品的血流成像功能给出的结果，都是针对不同的生理结构层分别投影成像。如常见的脉络膜新生血管，主要依据就是玻璃膜上方的无血管层内的血流成像图，这种信息的快速和准确提取，如果没有精确的分层，是无法做到的（图 1-15）。

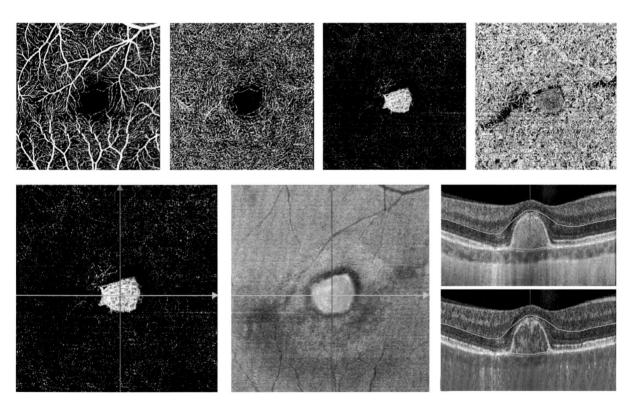

上排为不同生理结构层的血流信号投影图，从左至右依次为：表层、深层、无血管层、脉络膜毛细血管层。下排左侧和中间为血流信号和 OCT 信号的无血管层投影对比；右侧为 B-scan OCT 影像和叠加血流信号影像的对比。

图 1-15　精准分层对于血流成像至关重要

分层算法在过去的很长时间内都是依靠"图割"（graph cut）算法。这种算法的基本思路就是利用不同生理结构层之间 OCT 信号的强度差异来构造成本函数，进而求解最短路径得到分层。这种算法虽然对于健康人眼里平滑的层状结构非常有效，但是对于因为疾病而出现某些生理结构层局部弯曲、变形，甚至破裂的情况，通常无法给出正确的分层结果，如图 1-16A。

视微影像基于人工智能分层算法的自主研发，很好地解决了这个问题。该算法根据 OCT 数据的特点有针对性构建深层卷积神经网络，再将大量不同类型疾病的眼底数据经过眼科专家人工标注并送入网络进行学习。

经过不断增加新的数据进行学习，网络可以有效地学到眼底不同生理结构层的光学特性和相互关系，以及在病变的数据中可能出现的各种变化。当新患者的数据送进来时，网络就可以做出相对准确的预测。图 1-16B 显示了前述传统算法分层失败的病例在人工智能分层下的结果，可以看到，人工智能对这一严重病变的视网膜结构给出了准确的分层。

人工智能算法不仅可以很好地对有病变的结构做出分层，而且具有可扩展的优点。当有新的病例出现，而现有模型不能给出很好的结果时，一般只需要把这些新的数据和已有的数据一同送入网络再次训练就可以了，而不需要重新设计算法。在计算速度方面，人工智能算法凭借现代图形显卡强大计算能力的支持，完全不亚于传统分层算法。

（3）去伪影算法

根据 OCT 成像的机制，扫描光束在到达离光源较远的下层结构 B 时，必然先穿过了同一扫描位置离光源较近的上层结构 A。结构 A 对光束相位或强度的任何影响，在测量结构 B 时也会被测量到。所以结构 A 内真实血管形成的血流信号，会在结构 B 内同一位置也形成类似的血流信号。这种血流信号不是由 B 层内真实的血管形成的，而只是上层血管的影子，所以称为投射伪影。

投射伪影的存在会严重影响医生做出正确判断。如果不去除伪影，医生在查看某个生理层的血流投影图时，必须同时参照这个生理层上方所有生理层的投影图，才有可能做出正确判断。这将导致巨大的额外工作量，而且容易造成误诊。图 1-17A 是一个实际临床的例子。当去伪影功能关闭时，上方血管投射伪影明显。一个好的血流成像工具，必须具备自动去除这些伪影的功能，为医生扫清障碍。

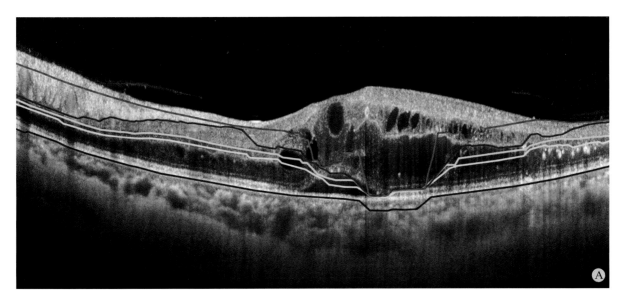

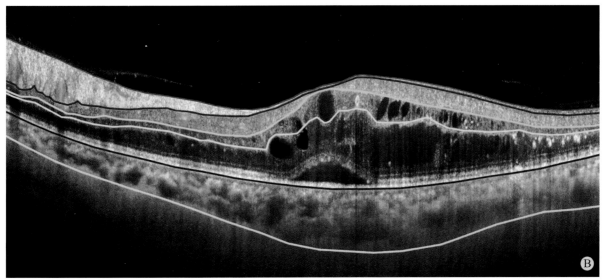

A：传统分割算法在严重病变的视网膜上分层失败；B：基于人工智能的算法在严重病变的视网膜上实现了精准分层。

图 1-16 传统分割算法与人工智能算法的对比

由于伪影生成机制的复杂性，目前常见的去伪影算法多为经验算法。一般都根据一个经验公式确定出来的量化压制，或基于简化的某点血流信号是不是伪影的二值化逻辑进行清除。

判断一个去伪影算法是否有效，常见的依据就是伪影是否去除干净；是否留下了负伪影；本来属于下层的血管网，是否因为去伪影而部分或是全部丢失了等。对新生血管网，后者尤其重要。去伪影的目的不能只是简单地去掉伪影，而且需要尽量保留本来的真实血管。如图1-17B，当开启去伪影功能后，不仅伪影得到了很好的抑制，新生血管也得到了很好的呈现。

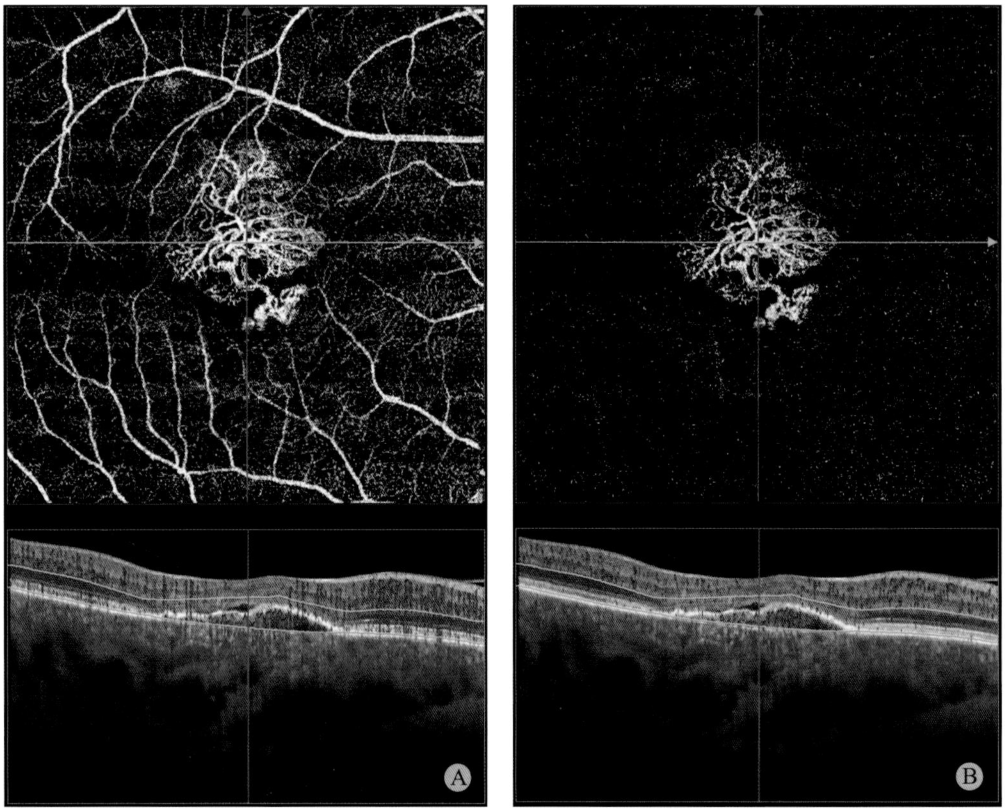

A：去伪影功能关闭，上方血管投射伪影明显；B：去伪影功能开启，伪影得到了很好的抑制。

图 1-17　无血管层去伪影前后对比

（4）血流量化

近年来随着血流成像技术的发展和普及，以及依据血流成像做出诊断的需求，使血流成像的量化分析技术得到了快速发展。一些常见的由血流图像衍生出来的量化指标正在被医生逐渐接受和使用，和图像本身一起成为诊断和治疗的重要工具。

常见的量化指标包括黄斑中心凹无血管区（foveal avascular zone，FAZ）的物理尺寸和几何形状描述、视网膜血管密度、无灌注区域的比例等。量化工具可以帮助医生定量描述病变的现状和进行不同时期的对比，让诊断和治疗更加严谨和具有可对比性。下面对常用的两组量化指标作进一步阐述。

1）黄斑无血管区和相关指标的测量

黄斑区位于视网膜毛细血管覆盖的末端。健康人眼的黄斑中心凹有一个比较规整的区域，其中视网膜表层和内层都没有血管。该区即为 FAZ。FAZ 的边界定义为进入 FAZ 的最后一圈毛细血管平滑内包络形成的一个完整区域，如图 1-18 的红线内为 FAZ。

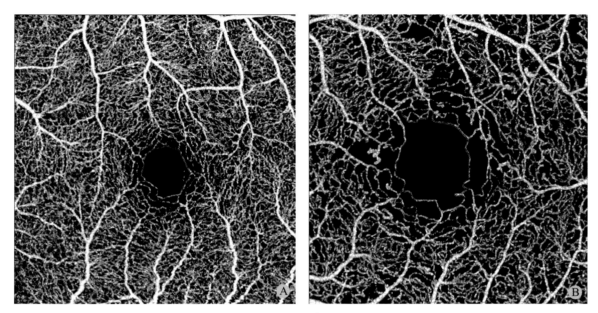

A：正常人眼 3 mm×3 mm 视网膜内层血流成像（FAZ 面积 0.188 mm²，周长 1.719 mm，近圆指数 0.80，分形维数 49.61）；B：糖尿病视网膜病变患者 3 mm×3 mm 视网膜内层血流成像（FAZ 面积 0.497 mm²，周长 3.237 mm，近圆指数 0.60，分形维数 36.45）。

图 1-18　黄斑中心凹无血管区（FAZ）的相关指标测量

正常人眼 FAZ 的测量通常使用视网膜内层（inner retina）的血流投影图像，因为这一层最能集中体现黄斑区的毛细血管形态。算法需要能够自动识别和定位 FAZ 的边界，并排除患者视网膜可能存在的其他无血管区对 FAZ 区检测的干扰。一旦正确识别和确定 FAZ 边界后，对其几何尺寸和形状的描述可以套用现有公式。常见的有面积、周长和近圆指数。近圆指数（acircularity index，AI）的定义为：

$$近圆指数 = \frac{4\pi \times 面积}{周长^2}$$

正常人眼 FAZ 的近圆指数通常可以达到 0.8 ～ 0.9。近圆指数越低，显示 FAZ 的形状越不规则。另一个 FAZ 相关指标是分形维数（fractal dimension，FD），一般计算 FAZ 边缘以外 300 μm 范围的血管密度，即 FD–300。对于某些眼底疾病，FAZ 的物理尺寸和形状会发生明显改变。如糖尿病视网膜病变患者（图 1-18B），会出现 FAZ 增大，近圆指数降低，分形维数降低等特点。精确定位并测量 FAZ 的尺寸及形状，是用来描述和诊断此类疾病的重要量化指标。

2）视网膜血管密度和相关指标的测量

正常人眼底的小血管和毛细血管除了黄斑区和视神经头等特殊区域外，分布相对均匀。血管阻塞、新生血管、糖尿病视网膜病变、青光眼等疾病会直接或间接改变血管分布。对血管密度的测量是量化识别和诊断这类疾病的重要工具。量化指标通常以一个局部区域内血管的面积占该区域总面积的百分比来体现。

计算血管密度的核心算法在于正确区分前景（血管）和背景（无血管区）的边界。其主要挑战是如何对大血管和毛细血管同时做到一致的边界划分，以及对于不同照明、不同信噪比、不同采样率的数据都可以做到可靠的划分。目前常见的算法是利用传统的阈值法图像分割。这种计算方法中阈值的选取非常关键。算法设计直接影响到结果的可重复性和可比性。不排除在不远的将来此应用会借力于深度学习，为结果的可靠性提供坚实的算法支持。

无灌注区比例和血管密度的数学定义非常类似，区别是无灌注区关心的是没有血流的区域所占面积比例。算法同样需要能够准确地区分背景（无血管区）和前景（血管）。

很多血管性疾病都会在血管密度上发生明显改变，如图 1-19，血管密度更高的区域用红色表示，血管密度更低的区域用深蓝色表示。正常人眼黄斑区 3 mm×3 mm 血管密度比较均匀，糖尿病视网膜病变病患者的黄斑区血管密度明显更稀疏，分支静脉阻塞患者在阻塞部位出现了大面积的血管缺失。图 1-20 则显示了后极部 6 mm×6 mm 区域内的血管密度变化。

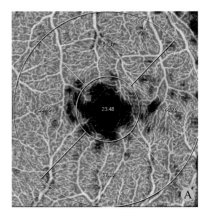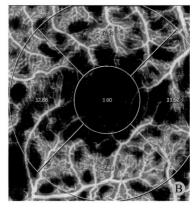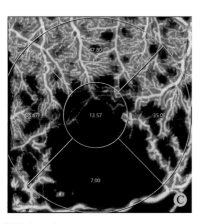

A：正常人眼；B：糖尿病视网膜病变病患者；C：分支静脉阻塞患者。

图 1-19　3 mm×3 mm 浅层视网膜血管密度量化

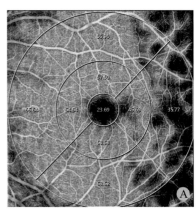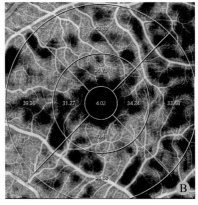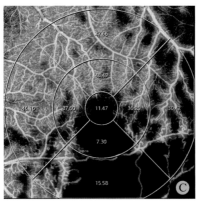

A：正常人眼；B：糖尿病视网膜病变病患者；C：分支静脉阻塞患者。

图 1-20　6 mm×6 mm 浅层视网膜血管密度量化

○ 扫频源 OCT 的未来发展

与超声、CT、核磁共振等相比，OCT 仍然是一种年轻的影像技术。仅仅诞生 30 年，产业化不到 20 年，OCT 已经为眼科诊断带来了深刻的变革。目前，OCT 技术与临床应用仍然在快速发展。OCT 从技术层面，尤其是扫频源 OCT，未来主要的发展趋势可以概括为更快、更深、更广。此外，上游关键零部件的成熟也将带来成本的降低，人工智能的蓬勃发展也将使未来的 OCT 影像设备更加智能化。

（1）更快

OCT 是一种点扫描技术，即使是当前最先进的每秒 20 万次 A-scan 扫频源 OCT 无拼接大视野血流成像的最高像素为 1024 像素 ×1024 像素，对于展现 72° 以上的超大视野仍显不足。临床上，对于一些复杂情况，尤其在患者固视不佳或眼球震颤时，当前最快的扫频 OCT 设备依然无法在患者可以坚持的时间内完成高分辨率的血流成像。为了进一步提高设备的临床可用性和血流成像的视野范围与分辨率，业界对于更高的速度一直有所追求。未来几年内，每秒 40 万次 A-scan 的扫频源 OCT 技术会逐步成熟，从企业的研发实验室走向临床，3 ～ 5 年内成为下一代眼科 OCT 的主流高端设备。

速度更高的，每秒百万次 A-scan 以上的眼科 OCT 也将产品化。学术界早在 2011 年即在实验室实现了这项技术，然而由于造价、体积、高速数字采集、高速运算等多方面的制约，每秒百万次以上的扫频 OCT 一直没有商业化。随着技术的逐步成熟和临床更高的需求，这一产品将会在未来几年内进入临床科研，实现动态三维 OCT 成像、超大视野高分辨率血流成像、实时血流成像、三维 OCT 术中导航等一系列新的影像手段，开启扫频 OCT 的新篇章。

（2）更深

现有的主流 OCT 产品，频域 OCT 影像深度通常在 1.8 ～ 2.2 mm。扫频激光 OCT 产品则在 2.6 ～ 3.0 mm；对于多数临床病例，足以显示从视网膜神经纤维层到脉络膜层的结构。然而对于高度近视、后巩膜葡萄肿等，则很容易出现边缘折返。对于广角扫描，边缘折返的问题更加突出，所以获得 4 mm 以上的深度是一个必备条件。例如，大野京子教授团队采用佳能提供的 5 mm 深度扫频激光 OCT 样机，获得了数百例深度近视患者的 23 mm 超广角 OCT 影像，系统研究了 50 岁以上高度近视病患后极部玻璃体的形态变化。5 mm 的组织内深度使这些广角 OCT 影像完整地呈现了病眼的形态结构。

2019 年年初，视微影像在中国眼底病学术会议上展示了研发中的 4.5 mm 超级深度样机的影像。随后的几个月，深度提升至组织内 6 mm（图 1-21）。2019 年 11 月亚太玻璃体视网膜学会年会上，视微影像首次展示了前后节一体的 6 mm 超级深度眼科 OCT 科研样机（图 1-22）。这款设备预计在 2021 年获得医疗器械注册证后进入临床使用，将对高度近视、病理性近视、后巩膜葡萄肿、黄斑前膜、眼底肿瘤等疾病的影像诊断发挥巨大作用。

最新的单纵模扫频激光，其相干长度超过了 100 mm，十分适合眼科生物测量仪这一类需要极致影像深度的应用。图 1-23 取自视微影像基于扫频源 OCT 的生物测量仪原型机，呈现了健康眼从角膜、前房、晶状体一直到眼底的整体结构。系统的成像深度达到了组织内 40 mm，一次成像即可完成包括眼球长度、前房深度、角膜厚度、晶状体厚度等所有眼球轴向的最关键测量，并且 OCT 成像包含了清晰完整的前节影像，结合基于光线追踪的光学矫正，可以进一步得到角膜曲率、房角、晶状体曲率等关键信息。扫频源 OCT 的高速度使三维成像变得实用，不仅可以通过图像分析进一步获取角膜地形图，甚至可以完整地呈现整个前房从角膜到晶状体的完整三维光学形态，为眼科诊断、治疗与个性化的精准屈光矫正带来有力的影像手段。

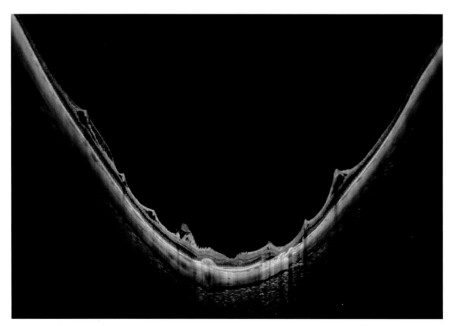

图 1-21　视微影像 6 mm 超级深度 OCT 研发样机的病理性近视眼底影像（实现 16 mm 扫描宽度与 6 mm 组织内深度）

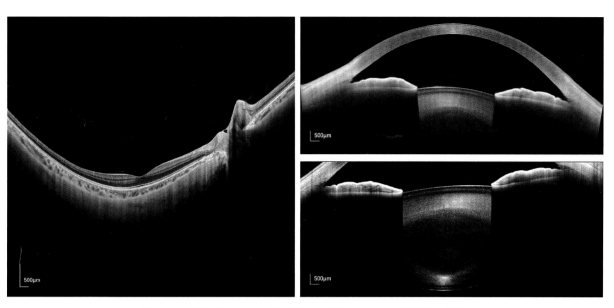

图 1-22　视微影像 6 mm 超级深度前后节一体 OCT 研发样机影像

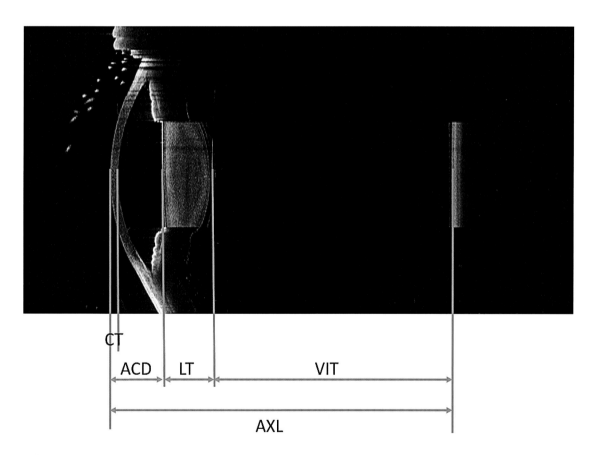

视微影像超级深度 OCT 研发样机，实现 16 mm 扫描宽度与 40 mm 组织内深度。CT：角膜厚度；ACD：前房深度；LT：晶状体厚度；VIT：玻璃体厚度；AXL：眼轴长度。

图 1-23　全眼成像超级深度 OCT

（3）更广

72°～84°的超广角视野将成为可选项在高端的眼科设备上实现，以满足对眼底周边病变的诊断需求。拼接后视野可达120°以上（对应于眼球中心张角150°）。图1-24展示了视微影像下一代OCT研发样机所获取的健康人内层视网膜无拼接72°超广角血流成像。

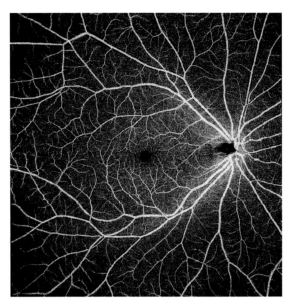

图1-24 视微影像OCT研发样机的无拼接56°×56°（对角72°）血流成像

（4）成本降低

目前扫频源OCT仍然是一种昂贵的设备，其主要成本来自其核心部件扫频激光。当前最新的几种扫频激光的工艺大量采用了类似于集成电路的半导体加工技术。虽然每一片半导体基片的工艺复杂，造价高昂，但在一个半导体基片上可以同时加工出上万个激光芯片。随着扫频源OCT的逐步普及，扫频激光的成本会像集成电路芯片一样，随着产量的提高而大幅下降。未来3～5年，扫频源OCT的成本将会下降至与频域OCT相差无几，同时由于其卓越的性能，扫频源OCT将会全面取代频域OCT。

（5）智能化

近年来，人工智能技术（artificial intelligence，AI）再一次兴起，为医疗影像带来了革命性的发展。在眼科领域，彩色眼底照相是人工智能最早涉及的领域。2016年，Google的研究团队用近13万张彩色眼底照相对深度卷积神经网络进行训练，实现了对糖尿病视网膜病变和糖尿病黄斑水肿的自动识别，在测试集上得到了超过 90% 的灵敏度与特异性。2017 年，约翰霍普金斯大学的研究团队采用深度卷积神经网络的方法，基于彩色眼底照相，实现了对年龄相关性黄斑变性（age-related macular degeneration，AMD）的自动识别，准确度为 88.4% ~ 91.6%，达到人类专家的水平。2018 年，美国食品药品监督管理局（Food and Drug Administration，FDA）批准了第一个基于人工智能的糖尿病视网膜病变（diabetic retinopathy，DR）筛查软件 IDx-DR，标志着人工智能技术走出实验室开始应用于实际临床。最近，中山大学中山眼科中心的研究团队又将 AI 技术用于白内障的分级和基于超广角眼底影像自动识别视网膜周边区域的格子样变性（lattice degeneration）。

这些研究对于人工智能在眼科影像的应用进行了开拓性的研究，对于影像学的发展意义深远。但是彩色眼底照相缺乏三维断层信息，可诊断的病种有限，多用于针对特定人群、特定病种的筛查，如针对糖尿病患者的眼底筛查是人工智能与彩色眼底照相相结合最为典型的一个应用。实际的临床门诊或常规体检不仅要求人工智能辅助诊断对特定病种的判读，同时要求对所有可能的眼底疾病进行识别。因此，对于更加复杂的实际临床门诊或面向一般人群的常规体检，实用性难以进一步提升。相比之下，眼底 OCT 影像可以呈现三维视网膜结构，包含了眼底更加丰富完整的信息。近年来，越来越多的研究团队开始把人工智能方法应用于眼底 OCT 影像。

2018 年，*Cell* 杂志以封面报道的形式刊登了加州大学圣迭戈分校（University of California，San Diego，简称 UCSD）团队将人工智能算法应用于眼底 OCT 影像的研究工作。利用迁移学习算法，UCSD 团队训练了 10 万张 OCT B-scan，可以从 OCT 影像中识别脉络膜新生血管、糖尿病黄斑水肿、玻璃膜疣，其准确率、敏感性、特异性均在 96% 以上，加权错误率与人类专家相近。

与基于彩色眼底照相的 AI 相比，基于 OCT 的 AI 最大的区别和最大的难点在于数据量提升了 1 ~ 2 个数量级。一只眼睛的彩色眼底照相只需要 1 张图片，OCT 若要覆盖相同范围的眼底则需要几十到数百张 B-scan。如果只对眼底做 OCT 扫描并获得数量有限的 B-scan，则有可能会遗漏病灶。2018 年，Deep Mind 的研究团队在 *Nature Medicine* 上发表的论文提出了两步训练的算法框架，并探索了基于三维 OCT 数据的深度学习算法。该算法使用了 2 套深度学习网络：第一套网络对三维 OCT 数据进行像素级分割，生成的眼底分割模型再输入第二套网络并进行疾病诊断。该方法实现了多种眼底疾病的识别，准确率与眼科专家相似。更重要的，其框架具备可扩展性，理论上可实现眼底全病种的识别，并且通过相对少量的数据集即可适应不同的 OCT 设备，具备实际临床应用的潜力。

随着 OCT 软硬件技术的迭代和 AI 技术的不断发展，未来眼科影像人工智能将出现这样一些趋势。

基于 OCT 的眼科影像 AI 将成为临床应用的主流，担负起基层医院从筛查到辅助诊断的重任。在大型医院及眼科专科医院诊所，快速 3D 扫描成为最基础的扫描方式；内嵌的人工智能模型自动对 3D 体数据进行识别，以帮助医生精确定位病灶区域，进行进一步的精细扫描。人工智能引导的影像采集同时将有效地防止漏诊。

随着基于 OCT 的眼科影像 AI 的普及，多病种甚至全病种识别能力成为 AI 的基本要求。基于结构 OCT 影像已经可以实现多病种的判读。随着近几年 OCT 血流成像技术的兴起，又为基于 OCT 的 AI 增添了三维微循环信息。对于眼底血管的疾病，如新生血管，医生需要分析 OCTA 的影像，同时合并观察对应的 B-scan 影像以得出正确的诊断。如果影像 AI 需要正确地判断新生血管，可以预见的是，也将同样合并考虑结构 OCT 的信息。从影像 AI 的角度来看，这是一个典型的多模态影像 AI 问题。多模态影像将更加贴近人类专家对疾病的诊断过程，对疾病的判读也将更加全面精准。未来的眼科 AI 将利用多种眼科影像设备采集到的多模态数据，包括结构 OCT、OCT 血流成像、共聚焦扫描眼底镜、彩色眼底照相、荧光造影等，共同进行训练，从而提高识别准确性和达到全病种的覆盖。

AI 产品将与医生诊断流程高度集成。当前的眼科 AI 产品，大多需要将图片导出，有的需要上传云端，AI 判读独立于医生正常的诊断流程之外。未来几年，AI 软件产品与 PACS 系统及影像设备的密切协作将成为一个趋势，人工智能的判读将与医生既有诊断流程高度融合，提高临床使用的效率。

AI 软件也将与硬件设备高度集成。硬件也将更加智能化，一键采集，甚至无人操作的 OCT 设备正在出现，人工智能将贯穿从影像采集、分析、优化到判读的全流程，成为一个"隐身"但功能强大的后台引擎。OCT 扫描完毕后，AI 将为病灶提供详尽的文字描述和量化（如病变部位、范围、性质等），不仅进一步解放检查医生，同时解决 AI 诊断的黑箱问题。

由于眼底是人体唯一可以直接观察微循环及神经纤维的组织，基于 OCT 的 AI 将有很大可能帮助诊断各种全身系统性疾病（如高血压、高血脂等心血管疾病，阿尔茨海默病、多发性硬化等神经退行性疾病）。可以预见，OCT 影像技术的发展、人工智能与 OCT 影像技术的结合，将为眼科诊断带来深刻的变化，更好地服务于人类的健康。

参考文献

1. HUANG D，SWANSON E A，LIN C P，et al. Optical coherence tomography. Science，1991，254（5035）：1178-1181.

2. DREXLER W，FUJIMOTO J. Optical coherence tomography technology and applications. 2nd ed. Springer，2015.

3. HUBER R，WOJTKOWSKI M，FUJIMOTO J G. Fourier Domain Mode Locking （FDML）：A new laser operating regime and applications for optical coherence tomography. Opt Express，2006，14（8）：3225-3237.

4. KUZNETSOV M，ATIA W，JOHNSON B，et al. Compact ultrafast reflective Fabry-Perot tunable lasers for OCT imaging applications. Proc. SPIE，2010.

5. MINNEMAN M，ENSHER J，CRAWFORD M，et al. All-Semiconductor high-speed akinetic swept-source for OCT. Proc. SPIE，2011.

6. POTSAID B，FUJIMOTO J，JIANG J，et al. MEMS tunable VCSEL light source for ultrahigh speed 60 kHz-1 MHz axial scan rate and long range centimeter class OCT imaging. Proc. SPIE，2012.

7. GRULKOWSKI I，LIU J J，POTSAID B，et al. Retinal，anterior segment and full eye imaging using ultrahigh speed swept source OCT with vertical-cavity surface emitting lasers. Biomed Opt Express，2012，3（11）：2733-2751.

8. DREXLER W，LIU M，KUMAR A，et al. Optical coherence tomography today：speed，contrast，and multimodality. J Biomed Opt，2014，19（7）：071412.

9. GAO S S，HUANG D，JIA Y，et al. Optical coherence tomography angiography. Invest Ophthalmol Vis Sci，2016，57（9）：OCT27-OCT36.

10. BARAN U，WANG R K. Review of optical coherence tomography based angiography in neuroscience. Neurophotonics，2016，3（1）：010902.

11. ZHANG A，ZHANG Q，CHEN C L，et al. Methods and algorithms for optical coherence tomography-based angiography：a review and comparison. J Biomedical Opt，2015，20（10）：100901.

12. MAHMUD M S，CADOTTE D W，VUONG B，et al. Review of speckle and phase variance optical coherence tomography to visualize microvascular networks. J Biomed Opt，2013，18（5）：50901.

13. KLEIN T，WIESER W，EIGENWILLIG C M，et al. Megahertz OCT for ultrawide-field retinal imaging with a 1050 nm Fourier domain mode-locked laser. Opt Express，2011，19（4）：3044-3062.

14. TAKAHASHI H，TANAKA N，SHINOHARA K，et al. Ultra-widefield optical coherence tomographic imaging of posterior vitreous in eyes with high myopia. Am J Ophthalmol，2019，206：102-112.

15. 陈有信，张碧磊，张弘哲，等. 眼科人工智能技术的现状与问题. 中华眼底病杂志，2019，35（2）：119-123.

16. GULSHAN V，PENG L，CORAM M，et al. Development and validation of a deep learning algorithm for detection of diabetic retinopathy in retinal fundus photographs. JAMA，2016，316（22）：2402-2410.

17. BURLINA P M，JOSHI N，PEKALA M，et al. Automated grading of age-related macular degeneration from color fundus images using deep convolutional neural networks. JAMA Ophthalmol，2017，135（11）：1170-1176.

18. ABRÀMOFF M D, LOU Y, ERGINAY A, et al. Improved automated detection of diabetic retinopathy on a publicly available dataset through integration of deep learning. Invest Ophthalmol Vis Sci, 2016, 57 (13): 5200-5206.

19. LI Z, KEEL S, LIU C, et al. An automated grading system for detection of vision-threatening referable diabetic retinopathy on the basis of color fundus photographs. Diabetes Care, 2018, 41 (12): 2509-2516.

20. LI Z, GUO C, NIE D, et al. A deep learning system for identifying lattice degeneration and retinal breaks using ultra-widefield fundus images. Ann Transl Med, 2019, 7 (22): 618.

21. PRAHS P, RADECK V, MAYER C, et al. OCT-based deep learning algorithm for the evaluation of treatment indication with anti-vascular endothelial growth factor medications. Graefes Arch Clin Exp Ophthalmol, 2018, 256 (1): 91-98.

22. KERMANY D S, GOLDBAUM M, CAI W, et al. Identifying medical diagnoses and treatable diseases by image-based deep learning. Cell, 2018, 172 (5): 1122-1131.

23. FAUW J, LEDSAM J R, ROMERA P B, et al. Clinically applicable deep learning for diagnosis and referral in retinal disease. Nat Med, 2018, 24 (9): 1342-1350.

24. WANG L, MURPHY O, CALDITO N G, et al. Emerging applications of optical coherence tomography angiography (OCTA) in neurological research. Eye Vis (Lond), 2018, 5: 11.

25. MARZIANI E, POMATI S, RAMOLFO P, et al. Evaluation of retinal nerve fiber layer and ganglion cell layer thickness in Alzheimer's disease using spectral-domain optical coherence tomography. Invest Ophthalmol Vis Sci, 2013, 54 (9): 5953-5958.

26. O'BRYHIM B E, APTER R S, KUNG N, et al. Association of preclinical Alzheimer disease with optical coherence tomographic angiography findings. JAMA Ophthalmol, 2018, 136 (11): 1242-1248.

（彭先兆　王征宇　王嘉因）

第2章 SS-OCT 图像采集与分析

本章以视微影像 van Gogh SS-OCT 为例，简要介绍 OCT 图像的常规采集与分析流程，包括线扫描、三维扫描、血流成像，以及对视网膜、脉络膜进行断层结构分层、厚度、en face 图像、血流量化等方面的分析。本章的介绍主要聚焦于通用的影像采集与分析的流程和方法，具体的操作细节请读者参考设备操作手册。下面将对检查前的准备、OCT 图像采集及数据分析分别进行介绍。

〇 检查前的准备

打开 van Gogh 软件，系统自检完成后，进入患者数据库界面，如图 2-1 所示。界面左上角（区域 1）为患者信息筛选区，上面右侧（区域 2）为患者信息录入区，界面左侧（区域 3）为患者列表，右侧（区域 4）为当前患者已完成采集的数据列表，右下方（区域 5）是数据预览图。

（1）患者信息确认

患者就座后，应先录入患者信息（区域 2），包括姓名、性别、出生日期等。如有相同姓名患者，软件会自动提示，通过生日、性别等核查同名患者是否为同一人，并与患者确认。若为首诊患者，点击"新建"建立新的患者记录。然后鼠标双击区域 3 内患者记录条目，进入数据采集界面。

（2）图像采集前准备

检查前，先对下颌托、额托进行清洁消毒或使用一次性垫纸。调整电动升降桌至合适高度，使得患者坐姿较为舒适，以便后续更好地配合检查。嘱咐患者将下颌放置在下颌托正中央，额头向前贴住额托并注视固视灯。患者信息确认无误，并做好图像采集准备后即可进入图像采集环节。

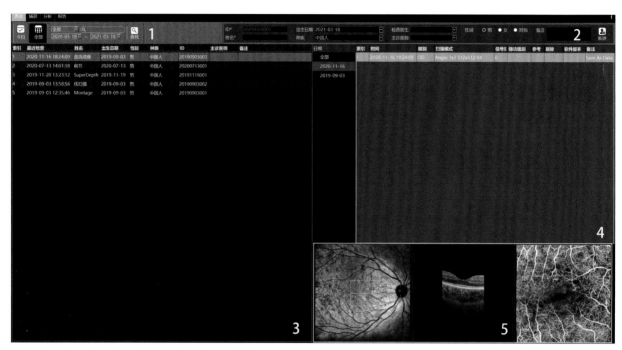

1：患者信息筛选区；2：患者信息录入区；3：患者列表；4：扫描数据列表；5：数据预览区。

图 2-1　患者数据库界面

○ OCT 图像采集

　　Van Gogh SS-OCT 配备了三个图像模块，OCT 图像、瞳孔相机与共聚焦扫描眼底镜（confocal scanning superluminescent ophthalmoscope，cSSO）。OCT 图像为主要图像模式，瞳孔相机用于患者瞳孔的对准、设置工作距离与 OCT 扫描过程的监控，cSSO 影像用于精细调节工作距离，并提供病灶与扫描范围的精确定位。扫描过程中，cSSO 的实时影像用于眼动追踪，以确保高质量的扫描结果，这对于 3D 扫描、OCTA 扫描尤其至关重要。

　　图 2-2 为图像采集界面。进入该界面后，三个图像模块会自动启动。页面上方左侧（区域 1）为瞳孔相机窗口，左下方（区域 2）为 cSSO 窗口，页面的右侧（区域 3）为 OCT 预览窗口。

　　页面上提供了多项模式选择与调整的控制。区域 4 提供了多种扫描模式的选择，区域 5 为眼别选择，区域 6 为瞳孔相机控制，区域 7 为固视灯选择，区域 8 为 OCT 图像调整，区域 9 为眼动追踪模式选择，区域 10 是扫描启动与停止的按键。

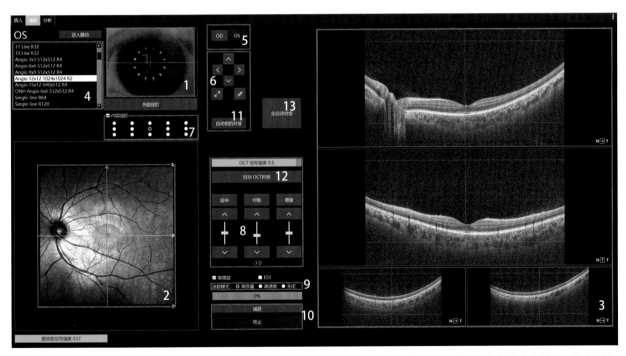

1~3 为视图窗口：1. 瞳孔相机，2. 共聚焦眼底图像，3.OCT 实时图像；4~8 为选择与调整区域：4. 扫描模式选择，5. 眼别选择，6. 瞳孔相机调整，7. 固视灯选择，8.OCT 图像调整；9. 追踪模式选择；10. 捕获、终止按钮，自动调整按钮；11. 自动相机对准；12. 自动 OCT 对准；13. 全自动对准。

图 2-2　图像采集界面

页面上同时提供了几个自动调整的按键。在患者瞳孔进入瞳孔相机视野内后，"自动相机对准"可自动将瞳孔相机对准患者瞳孔并设置工作距离（区域 11）。"自动 OCT 对准"可自动调整优化 cSSO 与 OCT 影像（区域 12）。"全自动对准"则依次调整瞳孔相机、cSSO 与 OCT，实现了智能化的一键操作（区域 13）。按照以下流程进行 OCT 图像调整及采集，以获取最佳的 OCT 图像，便于后续结果分析。

（1）眼别选择

根据检查需求选择眼别（区域 5），若双眼都需要检查，则一般以右眼开始。

（2）扫描模式选择

根据患者具体情况选择不同的扫描模式（区域 4）。在线扫描模式中，如果是屈光间质较差的患者，建议选择重复次数高的扫描模式，如 Single-line HD。线扫可根据实际情况调整扫描线的长度、角度及间距。三维扫描、血流成像扫描根据患者实际情况选择不同的扫描范围（推荐扫描范围与病变范围相当）。

（3）瞳孔中心对准

在瞳孔相机调整区域选择"自动相机对准"按钮完成一键自动对准（区域 11），也可通过按钮单独调整眼睛上、下、左、右、前、后的位置（区域 6），使得瞳孔相机窗口中心与患者瞳孔中心重合，角膜映光点最清晰。

（4）OCT 对准

在 OCT 图像调整区域点击"自动 OCT 对准"按钮完成一键 OCT 自动对准，包含对焦、OCT 图像位置（居中）及信号增强（区域 12），也可通过按钮单独调整对焦、OCT 图像位置及 OCT 信号增强（区域 8）。通过实时 OCT 信号强度判断 OCT 图像是否已调整到最佳状态。信号强度范围为 0 ~ 10，0 ~ 5 显示为红色，表示 OCT 图像信号较弱；5 ~ 8 显示为黄色，表示信号中等；8 ~ 10 显示为绿色，表示信号较强。

（5）眼动追踪模式选择

根据患者的配合情况选择不同的眼动追踪模式（区域 9），分别为高质量（眼动追踪精度较高）、高速度（患者配合一般时选择，提高追踪效率）、关闭（追踪关闭）。在扫描过程中也可根据实际情况切换眼动追踪模式。少数患者由于屈光间质重度混浊造成眼底 cSSO 图像信号强度低，对追踪会产生一定影响，导致扫描进行不下去，这时可以将追踪由高质量改为高速度，即可完成扫描。极少数患者在高速度模式下依然无法扫描，则将追踪模式关闭，叮嘱患者注视视标不眨眼来完成扫描。

（6）OCT 图像采集

捕获界面 B-scan 图像调整到最佳之后，点击"捕获"按钮进入图像捕获，也可通过点击鼠标中键进行快速采集。采集过程中可通过滑动鼠标滚轮对 OCT 图像居中位置进行快速微调，确保在大视野扫描时图像不会发生翻折。

（7）扫描结果预览

扫描完成后，在图像预览界面（图 2-3）查看图像及 OCT 信号强度以评估影像质量。点击"保存捕获"，将保存当前数据并再次进入扫描界面进行后续的数据采集；点击"保存分析"，将保存当前数据并直接进入分析界面对该数据进行分析；若患者眼动剧烈或其他原因导致影像质量欠佳，点击"取消"放弃当前数据并再次进入扫描界面重新进行采集。

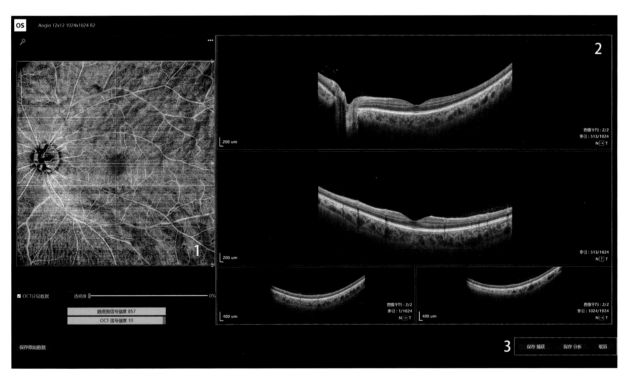

图 2-3　扫描图像预览界面

○ 数据分析

（1）线扫描分析

Van Gogh SS-OCT 提供多种形状的线扫描检查，如高清单线、多线、星形扫描等。线扫描的位置、长度、角度、高度等都可以进行调节，临床医生可以根据实际临床需求进行选择，下文以 12 mm 线扫描为例（图 2-4）进行介绍。通过对病变部位的多线扫描，可以从不同角度观察病变线扫描形态，图 2-4 上方区域 1 为当前选中的 B-scan，可以通过工具栏进行测量等操作。图 2-4 下方区域 2 为所有位置的扫描索引，通过鼠标箭头、鼠标滚轮或键盘方向键可以进行不同位置 B-scan 的快速切换。左下角区域 3 为 cSSO 图像中显示 OCT 的扫描位置、范围，以及当前选择的扫描线。

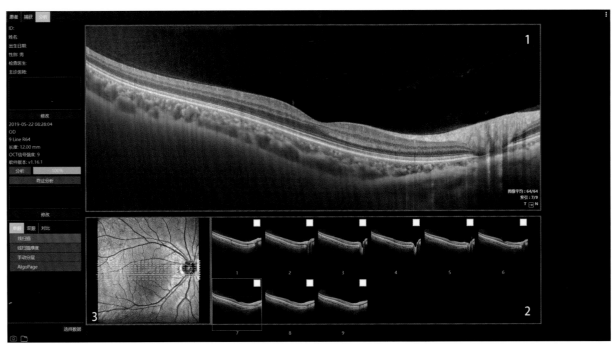

图 2-4 12 mm 线扫描分析界面

（2）en face 影像

对于各种三维扫描模式，亦包括所有的 OCTA 扫描模式，van Gogh 软件可以在精准分层的基础上，给出各层的 en face 影像，通过另一个角度呈现病变的范围（图 2-5）。图 2-5 区域 1 为各层索引，区域 2 为放大的 en face 图像，区域 3 为 cSSO 图像。操作者可在 cSSO 图像或 en face 图中拖动上面的横线或竖线，下方区域 4 显示其对应的 OCT 图像及分层的细节。

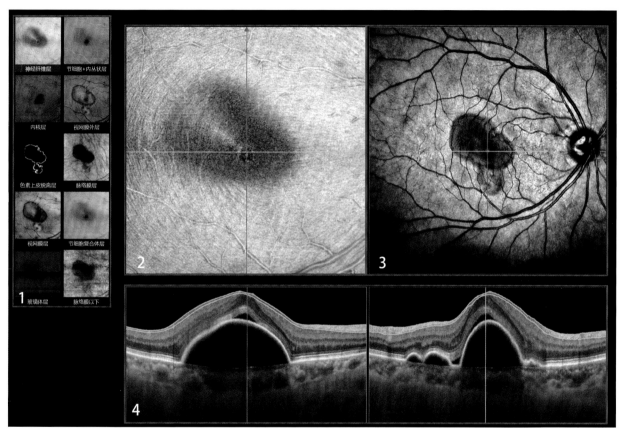

图 2-5　en face 影像

（3）厚度分析

对于各种三维扫描模式，亦包括所有的 OCTA 扫描模式，van Gogh 软件可以在精准分层的基础上，给出各种厚度分析，如视网膜厚度、脉络膜厚度。

图 2-6 为厚度分析的页面。区域 1 为分层选择。操作者可选择所要观察的层面，区域 4 相应显示其二维的厚度分布。类似地，操作者可在 cSSO 图像（区域 2）或厚度图中拖动上面的横线或竖线，右边区域 3 显示其对应的 OCT 图像及分层的细节。

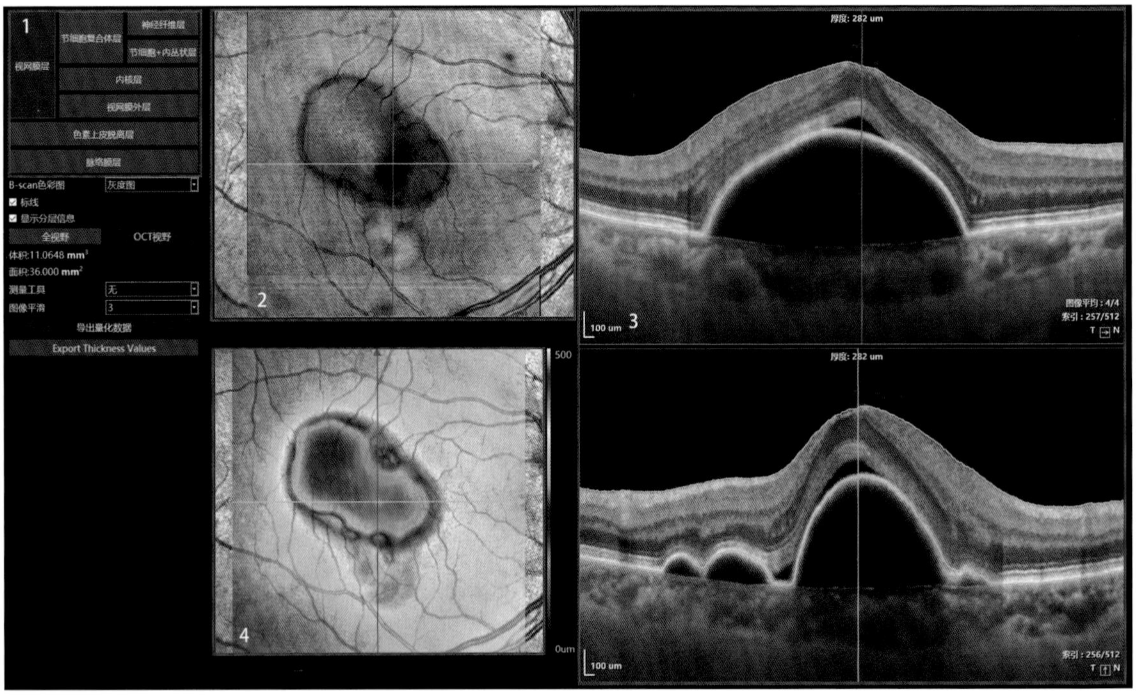

图 2-6　厚度分析

（4）血流分析

通过采集并分析在同一位置 OCT 信号的变化而区分出血流与静态组织，OCTA 技术可以从三维 OCT 数据中提取出血管网络的形态，并且可以逐层显示眼底血管的形态，提供了一个新的视角去观察视网膜及脉络膜疾病。配合智能分层与 SS-PAR 去伪影技术，可以精确显示视网膜各层血管形态。

图 2-7 为血流成像数据分析界面。区域 1 中包含了各种常用分层下的 OCTA 影像。各层的定义如表 2-1 所示。操作者可在区域 1 中选择不同层次血流图像，区域 2 为选中的放大血流图像。区域 3 为对应层的 en face 影像叠加于 cSSO 影像之上，操作者拖动下方的透明度条可以在 en face 与 cSSO 影像之间切换。下方区域 4 为 B-scan，左侧上方红色部分为血流信号，右侧为没有标记血流信号的同一个 B-scan。

在观察血流成像的过程中，操作者需要结合 B-scan 中的血流信号与分层信息，对影像进行综合判断，这对于新生血管的检测尤为重要。操作者可以拖动血流大图或 cSSO / en face 图像中的绿线来切换不同 B-scan。右下角区域 6 内的工具可分别对血流分层的上下边界进行调整，也可通过"移动层"对血流层次进行整体调整，以此来精确观察血管发生改变的位置及改变的范围，有利于更好地对病灶进行定位。除此之外，对于复杂病变，van Gogh 软件提供了更加灵活的手动分层调整，将在下一节中介绍。

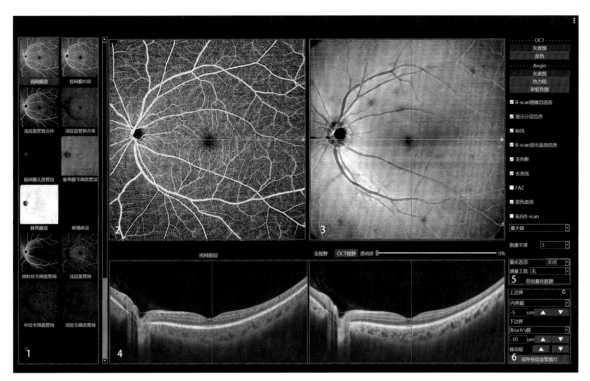

图 2-7　血流成像数据分析界面

表 2-1　视网膜及脉络膜分层定义

		血流分层	上边界	下边界
玻璃体			数据顶部	ILM−5 μm
视网膜层（Retina）	视网膜内层（Inner Retina）	浅层血管复合体（SVC）放射状毛细血管网（RPCP）	ILM−5 μm	NFL/GCL
		浅层血管复合体（SVC）浅层血管网（SVP）	NFL/GCL	GCL+IPL 复合体下 1/3
		深层血管复合体（DVC）中层血管网（ICP）	GCL+IPL 复合体下 1/3	INL 层 1/2
		深层血管复合体（DVC）深层血管网（DCP）	INL 层 1/2	INL/OPL+25 μm
	视网膜无血管层（Avascular）	色素上皮脱离层（PED）	INL/OPL+25 μm	RPE
			RPE	BM−10 μm
脉络膜层（Choroidal）		脉络膜毛细血管层（CCL）	BM−10 μm	BM+25 μm
		脉络膜层	BM+25 μm	脉络膜下边界

Van Gogh SS-OCT 软件提供了不同的工具来对视网膜血流进行量化。在图 2-7 区域 5 中，操作者可选择所需的量化分析功能，如 FAZ 分析（图 2-8A）、血流密度（图 2-8B）、血流灌注面积（图 2-8C）等。通过这些量化工具可以很好地发现视网膜浅层血管性病变的早期改变，并且通过数据对比可以对治疗效果进行随访量化，实现眼底病变的精准诊疗。

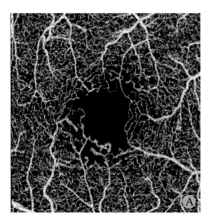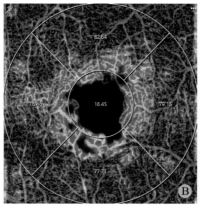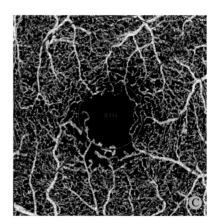

A：FAZ 分析；B：血流密度；C：血流灌注面积。

图 2-8　血流量化分析

（5）手动分层

En face 影像、厚度分析及血流成像都有赖于对视网膜脉络膜的精准分层。对于严重病变，人工智能分层有可能会出现部分识别偏差。为确保图像显示及量化结果的准确性，应检查数据分层是否准确。如默认分层出现错误时，应及时调整。

在图 2-9A 所示视网膜无血管层血流 en face 影像出现异常血流信号，疑似新生血管，下方对应的 B-scan 同样可以看到对应层次出现血流信号，结合血流 en face 影像及对应 B-scan 我们可能会判断视网膜无血管层出现新生血管。但如果自己观察，会发现原本视网膜无血管层的下边界在此位置有部分划分到了脉络膜毛细血管层，导致脉络膜毛细血管层的血流信号进入到了视网膜无血管层，从而使得上方血流 en face 图像中出现了脉络膜毛细血管的血流信号。

为了判断此位置是否出现新生血管，此时通过手动分层功能进行分层修改。通过修改此区域一张 B-scan 图像分层，修改结果（图 2-9B）会通过人工智能的方式自动进行扩展。此时我们发现上方血流 en face 图像中血流信号消失，下方对应的 B-scan 分层正确，下边界分层紧贴 Bruch 膜，因此可以判断图 2-9A 中出现的异常血流信号为分层误差引起。

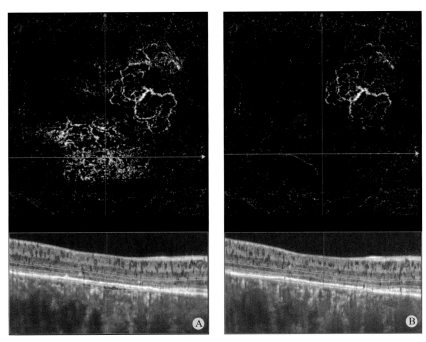

A：BM 分层错误，导致视网膜无血管层部分图像包含脉络膜的血流信号；B：修改 BM 分层，视网膜无血管层血流信号正确显示。

图 2-9　视网膜无血管层血流 en face 图像

图 2-10 为手动分层的界面。在区域 1 中拖动绿线选择有分层错误的 B-scan，在区域 2 中选择要修改的分层界面，在区域 3 中通过鼠标对蓝色的分层线进行修改。修改完成后，当前 B-scan 手动修正的分层将自动扩展到周边。在区域 3 中继续选择下一个需要修改分层的 B-scan。全部完成后，点击右边"保存"按键，van Gogh 软件将应用新的分层，重新处理血流成像的图像、厚度分析、en face 影像等（详细操作细节请参阅设备使用手册）。

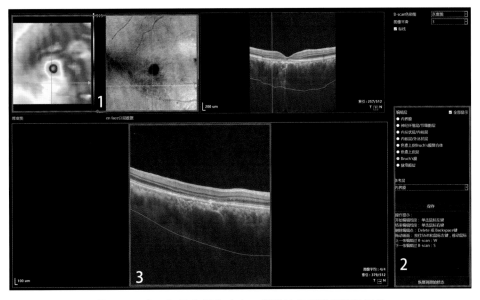

图 2-10　人工智能分层修改中，调整的分层线以蓝色显示

（6）科研功能

除了上述临床常用的分析功能之外，van Gogh 软件还针对科研需求，提供了一些高级分析功能，如脉络膜中大血管成像与量化。通过在 B-scan 上先标注大中血管轮廓，再使用人工智能算法进行训练，应用训练好的人工智能模型识别出脉络膜中大血管的走向，进行 OCT 三维重建，以此来进行脉络膜中大血管的形态，在此基础上可进一步实现脉络膜中大血管的量化。图 2-11 至图 2-13 给出一个具体的实例。

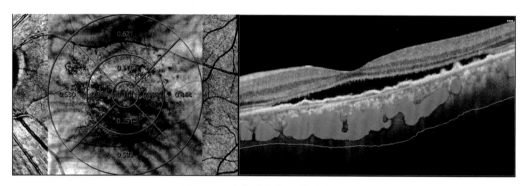

图 2-11　脉络膜中大血管腔体积

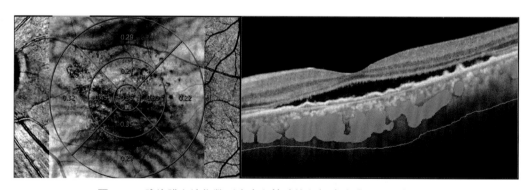

图 2-12　脉络膜血流指数（大中血管腔体积与脉络膜总体积之比）

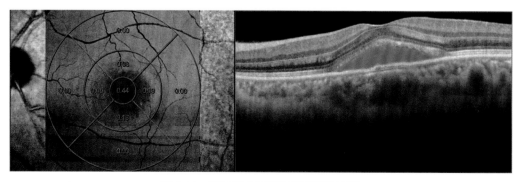

图 2-13　视网膜下积液体积及面积计算

（周营　孙陈洁）

第3章 正常眼的 SS-OCT 表现

OCT 与 OCTA 可以无创、高分辨率、立体显示眼底组织结构与血流。与传统频域（spectrum domain，SD）OCT 与 OCTA 相比，SS-OCT 与 OCTA 扫描速度快、范围广、穿透性强，因此可以显示眼底更大范围与更深层次的结构与血流信息。SS-OCT 可以清晰显示后部玻璃体、视网膜、脉络膜，甚至巩膜及巩膜后组织结构，并进行三维重建。SS-OCTA 可完成分辨率高达 1024 像素 ×1024 像素的 12 mm×12 mm 单次扫描范围。

正常眼 B-scan SS-OCT 图像

SS-OCT 既可以清晰显示玻璃体结构，包括玻璃体后皮质、黄斑前玻璃体囊腔及其他液化玻璃体腔，也可以显示视网膜与脉络膜，并清晰显示脉络膜外界（图 3-1，图 3-2）。有时 SS-OCT 可以显示巩膜及其内睫状后短动脉走行及巩膜后组织。

脉络膜组织分为 4 层，由内至外分别为 Bruch 膜、脉络膜毛细血管层、脉络膜中血管层、脉络膜大血管层。Bruch 膜是一层极薄的富含胶原纤维及弹力纤维的基质，厚度 2 ~ 4 μm。脉络膜毛细血管层由密集的毛细血管组织构成，其管腔较普通毛细血管稍宽，并且血管内皮细胞富含孔窗。

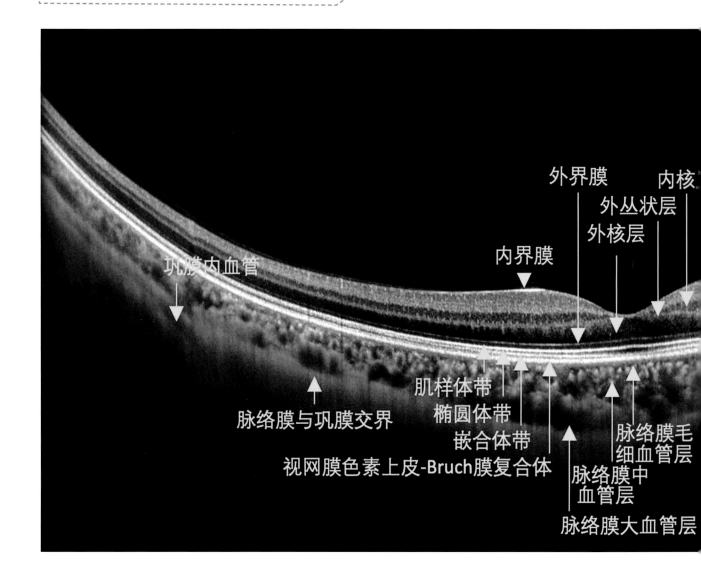

有组织学研究表明，脉络膜毛细血管层在出生时厚度约为 10 μm，随年龄增长逐渐变薄，90 岁以上老年人脉络膜毛细血管层厚度约为 6 μm。脉络膜中血管层（Sattler 层）、大血管层（Haller 层）主要分别由中等血管及大血管组成，这两层之间没有明确的边界。

有研究显示，健康人（图 3-3）中心凹下脉络膜中血管层平均厚度为（87±56）μm，中心凹下脉络膜大血管层平均厚度为（141±50）μm。脉络膜全层厚度与年龄、眼轴长度、测量位置，甚至是测量时间都有关系，且变化范围较大，一般认为，正常屈光度的中年人其中心凹下脉络膜厚度在 200 ~ 300 μm。

良好的景深确保大部分长眼轴患者不会出现 OCT 图像折返（图 3-4）。B-scan 不仅能清晰显示视网膜、脉络膜结构，向前还能清晰显示玻璃体、玻璃体液化腔（竖箭头），向后还能清晰显示巩膜、巩膜内睫状后短动脉（星号），甚至部分巩膜后组织（横箭头）。

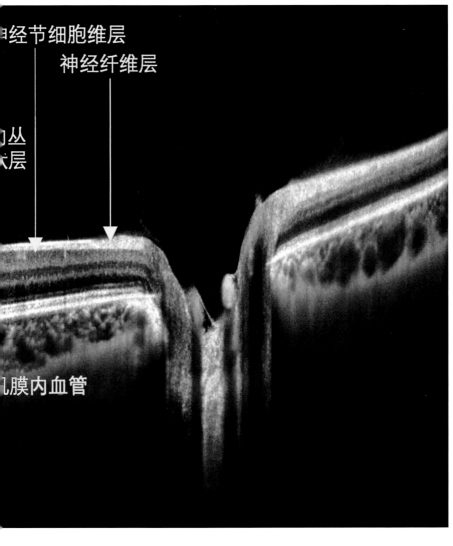

神经节细胞维层

神经纤维层

丛
层

膜内血管

尚无玻璃体后脱离时，可分辨出视盘旁及颞侧视网膜前信号稍高的玻璃体后皮质，其余玻璃体腔未见明显异常信号。视网膜与脉络膜各层结构清晰可见：内界膜、神经纤维层、神经节细胞纤维层、内丛状层、内核层、外丛状层、外核层、外界膜、肌样体带、椭圆体带、嵌合体带、视网膜色素上皮 -Bruch 膜复合体、脉络膜毛细血管层、脉络膜中血管层、脉络膜大血管层、脉络膜与巩膜交界及部分巩膜内结构，如颞侧脉络膜 - 巩膜交界下的巩膜深层条带样稍低信号，提示巩膜内血管走行。视盘可见视杯内血管截面，其下方形成遮蔽低信号。

图 3-1　16 mm SS-OCT 广角单线扫描

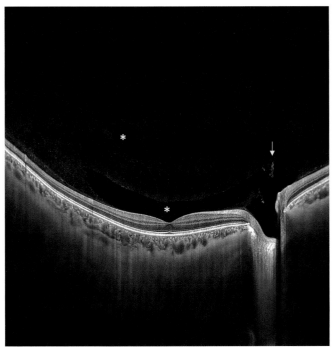

扫描可见黄斑区视网膜、脉络膜形态正常。随着扫描深度范围增加，可见更完整的玻璃体结构，玻璃体内存在低反射形成囊腔（*），颞侧玻璃体后皮质呈现几乎垂直于视网膜的条状纹理，两个囊腔间皮质呈现几乎平行于视网膜的纹理，视盘前局部玻璃体密度稍高（箭头）。

图 3-2　6 mm 深度 SS-OCT 广角单线扫描

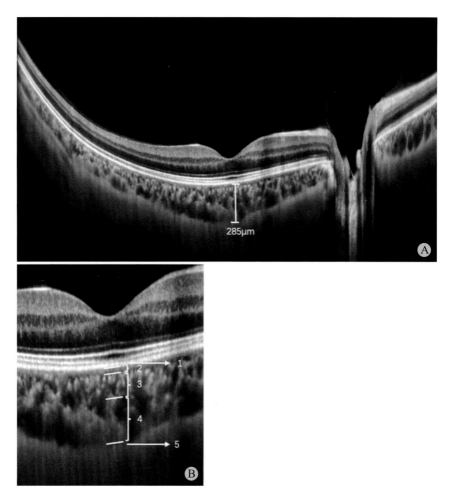

扫描模式：Single-line HD OCT。A：黄斑中心凹下脉络膜厚度为 285 μm；B：B-scan 可清晰显示脉络膜各层结构。1.RPE-Bruch 膜复合体；2. 脉络膜毛细血管层；3. 脉络膜中血管层；4. 脉络膜大血管层；5. 脉络膜 – 巩膜交界面。

图 3-3　40 岁女性健康正视的 OCT 图像

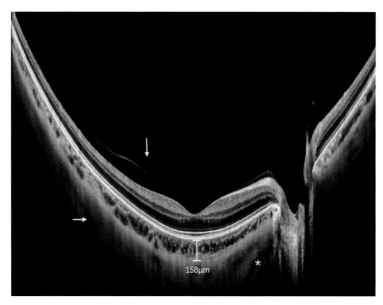

等效球镜屈光度 –5.50 DS，眼轴 26.34 mm；扫描模式：Single-line HD OCT。

图 3-4　28 岁男性健康近视的 OCT 图像

○ 正常眼 en face SS-OCT 图像

（1）商用 SS-OCT 的 A 扫描

商用 SS-OCT 的 A 扫描速度最高可到 20 万次 / 秒；当扫描范围不变时，SS-OCT 扫描密度可以大幅提升，获得扫描范围的立体信息。

（2）en face OCT

En face OCT 也被部分研究称为 C 扫描，是通过对三维图像数据处理得到的与视网膜表面平行的 OCT 图像，可以清晰显示视网膜神经纤维走行、视网膜与脉络膜大血管走行（图 3-5，图 3-6），以及囊样水肿、渗出、组织缺损等病灶。En face OCT 图像与 B-scan OCT 图像互相补充，显示眼底结构（图 3-7）。

（3）SS-OCT 立体信息的定量分析

SS-OCT 也可用于立体信息的定量分析，如特定面积内视网膜各层、色素上皮脱离及脉络膜的平均厚度与体积，以及立体脉络膜血流指数（即脉络膜血管在脉络膜中的体积占比）（图 3-8，图 3-9）。目前可以根据 SS-OCT 立体信息重建视网膜及脉络膜结构（包括 SVision 机型）（图 3-10）。

（4）SS-OCT 视盘相关的定量分析

SS-OCT 还可显示视盘区域的 en face 图像，并进行视盘相关的定量分析，如各层次厚度（图 3-11，图 3-12）。

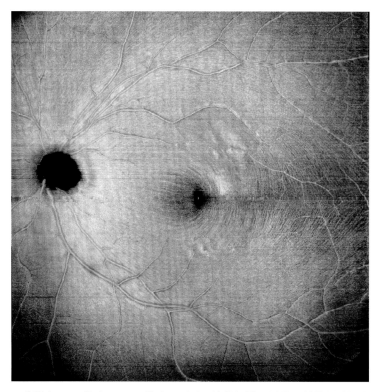

扫描范围 12 mm×12 mm，分辨率 1024 像素 ×1024 像素。可见丝缕状视神经纤维反射信号从视盘发出，以视盘 – 中心凹一线为分界。视网膜中、大血管信号与视神经纤维层纤维几乎同向走行。

图 3-5　广角 en face OCT 视神经纤维层图像

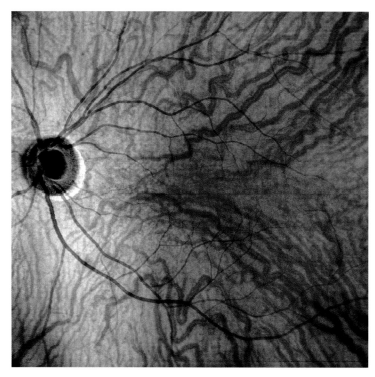

扫描范围 12 mm×12 mm，分辨率 1024 像素 ×1024 像素。可见稍低信号的脉络膜粗大血管走行、重叠，同时可见半透明的视网膜中 – 大血管影。

图 3-6　广角 en face OCT 脉络膜层图像

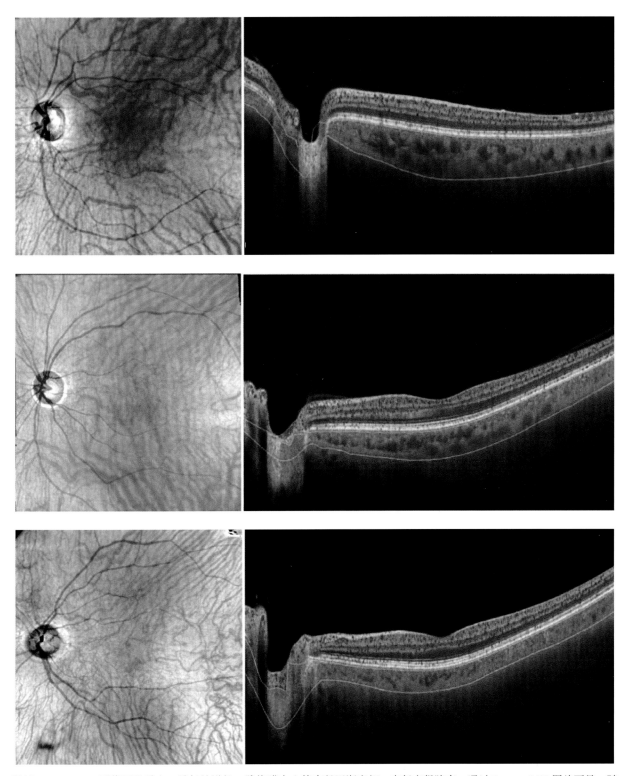

通过 en face OCT 图像可以看出，随年龄增长，脉络膜大血管直径逐渐变细、走行变得陡直。通过 B-scan OCT 图片可见，随年龄增长，脉络膜厚度逐渐变薄。

图 3-7　不同年龄组正常人的脉络膜 en face OCT 及 B-scan OCT 对比（上：20 岁；中：40 岁；下：60 岁）

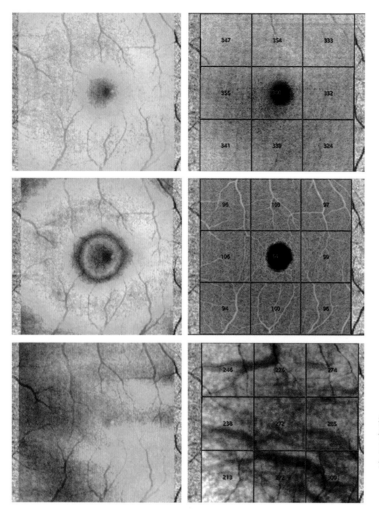

扫描范围 3 mm×3 mm，分辨率 512 像素 ×512 像素。左列为厚度伪彩图，右列为 1 mm×1 mm 区域定量分析区域内的平均厚度值（μm）。定量分析厚度的层次从上至下依次为视网膜、节细胞层与脉络膜层。

图 3-8 SS-OCT 定量分析厚度

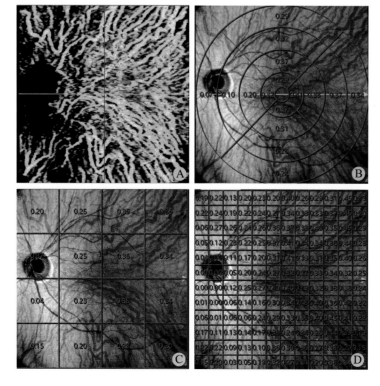

扫描范围 12 mm×12 mm，分辨率 1024 像素 ×1024 像素。脉络膜血流指数伪彩图（A），以及其 ETDRS 分区（B）、1 mm×1 mm 分区区域（C）与 3 mm×3 mm 分区区域（D）定量分析区域内的脉络膜血流指数。

图 3-9 广角 SS-OCT 定量分析脉络膜血流指数

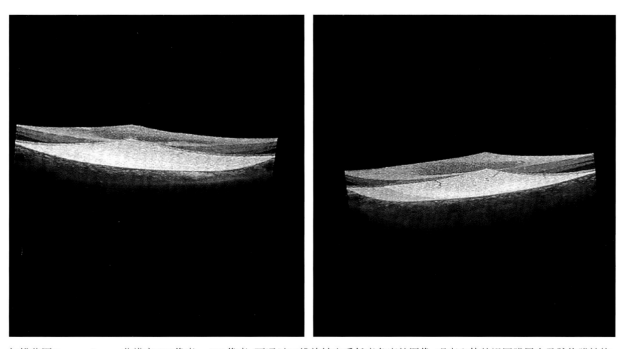

扫描范围 3 mm × 3 mm，分辨率 512 像素 × 512 像素。可通过三维旋转查看任意角度的图像，观察立体的视网膜层次及脉络膜结构。

图 3-10　SS-OCT 重建黄斑区视网膜及脉络膜三维立体图像（灰度图）

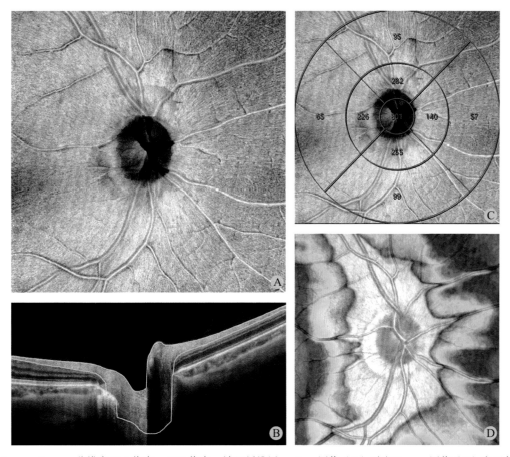

扫描范围 6 mm × 6 mm，分辨率 512 像素 × 512 像素。神经纤维层 en face 图像（A）对应 B-scan 图像（B）中两条青色线之间的视网膜层次；其厚度不仅能以 ETDRS 分区显示具体数值（C），还能显示为厚度伪彩图（D）。

图 3-11　视盘区域神经纤维层 en face 图像

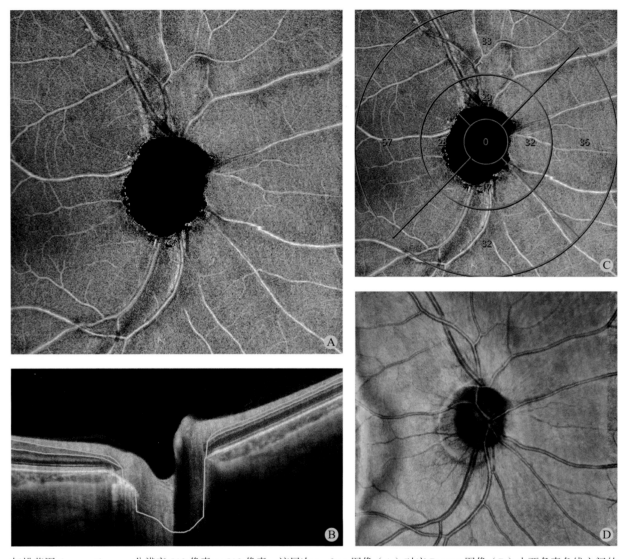

扫描范围 6 mm×6 mm，分辨率 512 像素 ×512 像素。该层次 en face 图像（A）对应 B-scan 图像（B）中两条青色线之间的视网膜层次；其厚度以 ETDRS 分区显示具体数值（C）及厚度伪彩图（D）。

图 3-12　视盘区域节细胞至内丛状层的 en face 图像

○ 正常眼 SS-OCTA 图像

（1）视网膜

视网膜是人体耗氧率最高的组织之一，因此观察视网膜血管对于研究视网膜非常重要。眼部血供由颈内动脉分支眼动脉（ophthalmic artery）提供。眼动脉发出若干分支，包括视网膜中央动脉（central retinal artery）及睫后短动脉（short posterior ciliary artery）。

睫后短动脉通常有 15 ~ 20 支，穿过视神经周围的巩膜进入脉络膜（choroid），呈树枝状发出分支，形成外层脉络膜的小动脉（arteriole），其末端为脉络膜毛细血管（choriocapillary）。脉络膜毛细血管为一层连续的互相吻合的毛细血管床，毛细血管管壁富含窗孔，毛细血管管径约 20 ~ 25 μm。毛细血管后微静脉（postcapillary venule）相互吻合形成 Sattler 层中等尺寸的血管及 Haller 层的大血管，但两层并无明确的解剖界限。

视网膜中央动脉在视神经中走行，随后逐渐分支形成较小的视网膜小动脉，视网膜小静脉收集毛细血管的血液，并汇聚成视网膜中央静脉，沿视神经离开眼球，与视网膜中央动脉平行。目前认为，视网膜血管供应视网膜内 2/3，而脉络膜血管供应视网膜外 1/3。视网膜血管的精细结构能同时满足视网膜的营养需求及光学性能。中心凹区域存在无血管区，其周围被连续的环状毛细血管包围。神经纤维层中，较长的毛细血管沿视网膜神经节细胞轴突方向走行，不断发出分支，并在视网膜节细胞层形成致密的格子样血管网络，位于浅层的毛细血管向视网膜深层发出近似于垂直的分支，再次形成毛细血管网络，深层的毛细血管随后向上发出分支形成中层毛细血管。毛细血管间的空间较小，以减少氧气弥散的距离，提高视网膜中氧分压。

多数商用 OCTA 系统将眼底血管分为视网膜浅层毛细血管网、视网膜深层毛细血管网、视网膜外层无血管层、脉络膜毛细血管层，不同厂商命名可能存在少许差异。既往组织学研究证实视网膜毛细血管可被分为 3 层：浅层、中层与外层，位置分别为视网膜神经纤维层、邻近内核层内界与邻近外丛状层外界。商用 OCTA 系统根据图像特点将中层与外层合并为深层，但浅、深两层具体分层的深度数据及定义存在差别。目前认为，黄斑中心凹无血管区周围的拱环属于视网膜深层毛细血管。部分商用 OCTA 系统可以提供更多层次图像，如玻璃体层次、视网膜整体层次、色素上皮脱离层次、脉络膜层次等（图 3-13）。目前通过算法自动拼接多张图片合成的广角 OCTA 图像通常可以提供更多血流信息（图 3-14）。

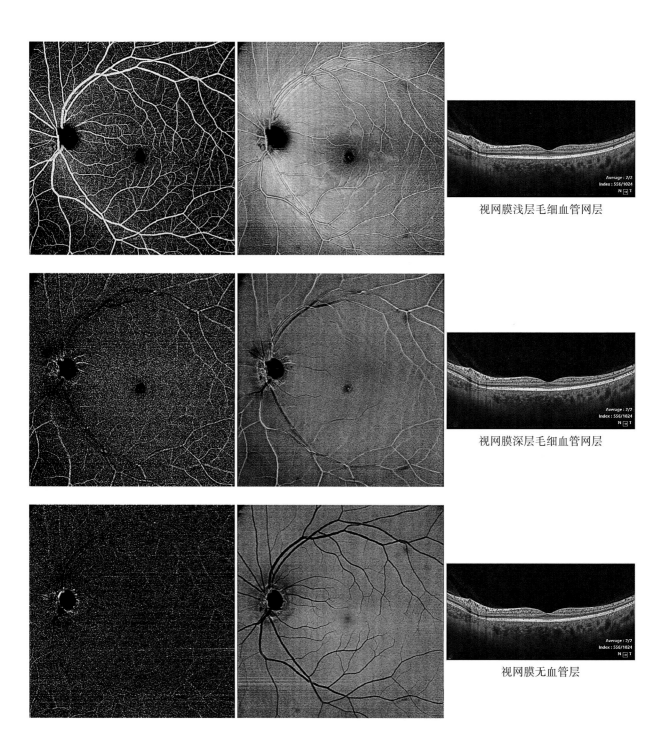

视网膜浅层毛细血管网层

视网膜深层毛细血管网层

视网膜无血管层

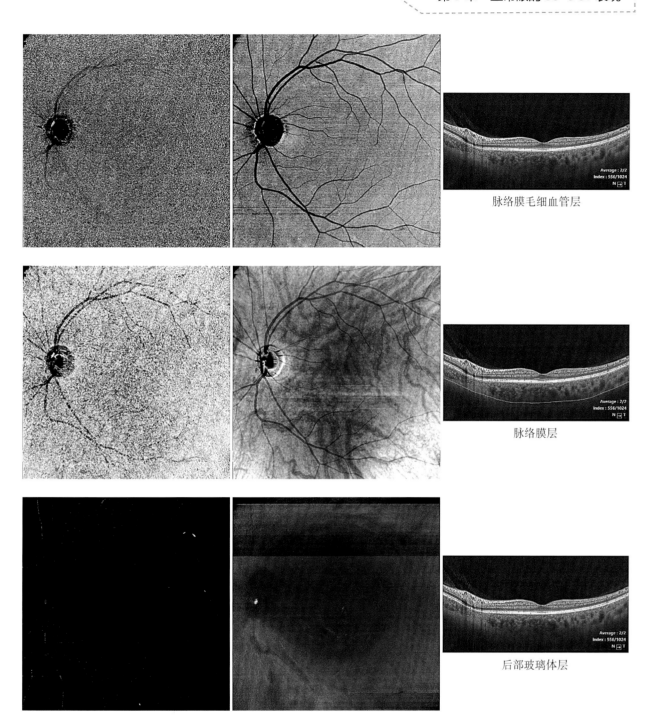

脉络膜毛细血管层

脉络膜层

后部玻璃体层

扫描范围 12 mm×12 mm，分辨率 1024 像素 ×1024 像素。每行由左至右依次为 en face OCTA 图像、en face OCT 图像及对应的过中心凹水平截面 B-scan OCTA 图片及层次（青色线标出）。

图 3-13　广角 SS-OCTA 图像

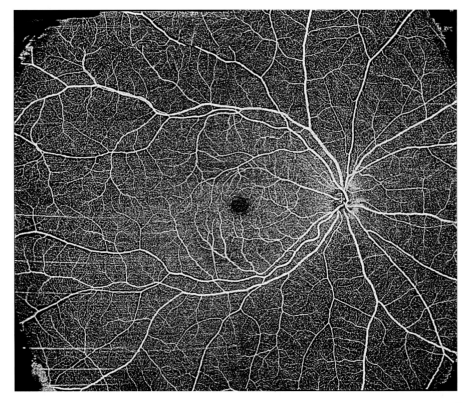

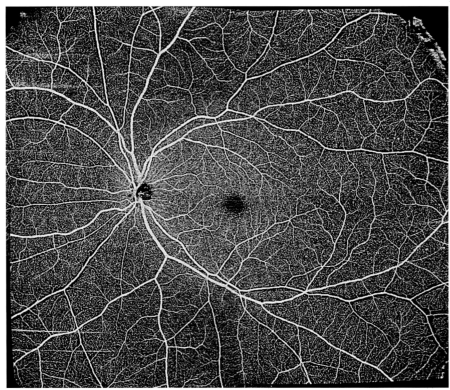

扫描范围 12 mm × 12 mm 的 OCTA 图像自动拼接（双眼分别来自不同患者）。广角 OCTA 扫描范围超过单张 50° 彩照范围，可以提供更多信息。

图 3-14　视网膜层的超广角 SS-OCTA 拼图

（2）脉络膜

脉络膜的组织结构决定其内部血流丰富，然而，脉络膜血管内的血流特征与视网膜截然不同。有动物研究表明，脉络膜毛细血管内的血流速度比视网膜血管内血流速度要慢 4 倍；而脉络膜大血管内的血流速度又比视网膜血流速度快 10 倍。由于红细胞流动是 OCTA 成像的基础，因此在解读脉络膜 OCTA 图像时，需充分考虑血流速度的影响。

SVision OCTA 对脉络膜毛细血管层的定义是 Bruch 膜上方 10 μm 至 Bruch 膜下方 25 μm 范围。脉络膜毛细血管层的 OCTA 图像为均匀分布的黑白点状、雪花状、颗粒状图像。在这一层，脉络膜毛细血管排列紧密、杂乱，且红细胞运动速度较慢。因此，在脉络膜毛细血管层，对于 OCTA 图像中的某一个白色像素所在位置，并不能说此处恰好有一根毛细血管，而只能认为此处探测到了来自附近多个红细胞的运动对比信号。而 OCTA 图像中的某一个黑色像素所在位置，也不能判断此处一定没有毛细血管，有可能是附近的红细胞流速较慢，或是运动对比信号不够强。所以，脉络膜毛细血管层的 OCTA 图像并不能精确显示毛细血管走行，只能显示出无规则的黑白点状信号。

SVision OCTA 对脉络膜层的定义是 Bruch 膜下 25 μm 至 Choroid 下边界，尽管该 OCTA 设备深部脉络膜组织的信号丢失比其他设备要少，但由于脉络膜毛细血管层是一层高反射组织，它产生的投射伪影仍然会对下方的脉络膜血管成像造成不可忽视的影响，因此，脉络膜大血管的 OCTA 成像往往不够满意。

脉络膜大血管的清晰成像可以通过 en face OCT 图像来实现。En face OCT 是平面化的成像方法，基于结构 OCT 的 B-scan 进行重建和计算，得到平面化的图像。SVision OCT 对深部脉络膜组织成像的优势在 en face OCT 体现得淋漓尽致，可以看到脉络膜大血管的影像十分清晰。将 en face OCT 图像进行黑白反转，即可得到一幅将脉络膜血管显示为白色的图像，这张图像与吲哚菁绿血管造影早期的脉络膜大血管成像相似，但血管边界更加清晰，细节更加丰富。

人类脉络膜是一层复杂的血管组织，在不同的脉络膜深度，构建脉络膜血管的 OCTA 及 en face OCT 图像，可以展现不同深度的脉络膜血管网络（图 3-15）。每一个人的脉络膜血管网结构都是独一无二的，具有类似于指纹的识别特性（图 3-16，图 3-17）。

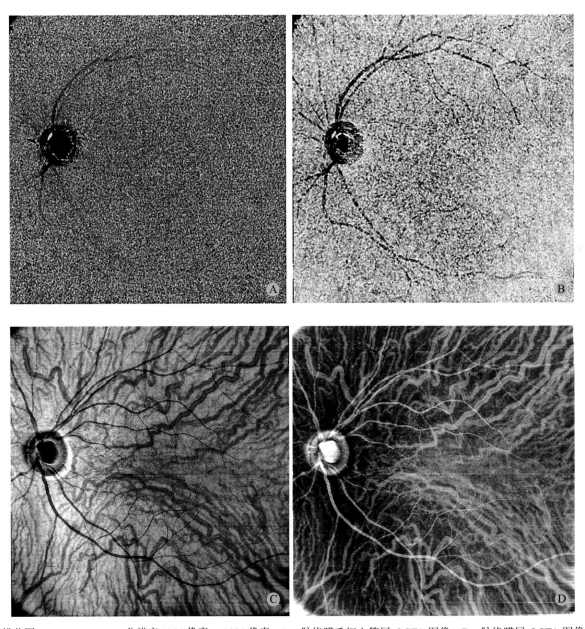

扫描范围 12 mm×12 mm，分辨率 1024 像素 ×1024 像素。A：脉络膜毛细血管层 OCTA 图像；B：脉络膜层 OCTA 图像；C：脉络膜层 en face OCT 图像（原始图）；D：脉络膜层 en face OCT 图像（反转图）。

图 3-15　39 岁男性脉络膜的 OCTA 及 en face OCT 图像

　　视网膜浅层毛细血管网 OCTA 图像显示多条与血管弓相连的线状视网膜大血管信号，发出分支形成网状血管丛。浅层毛细血管网同时发出分支向深层延伸并于终端形成放射状血管丛，相互交通，于中心凹形成黄斑拱环（现多认为拱环属于视网膜深层毛细血管层次），黄斑拱环内为中心凹无血管区（图 3-18）。视网膜较大的动脉旁常伴随不易注意到的无血管区，而静脉旁则没有，可用于鉴别视网膜动静脉。脉络膜毛细血管层 OCTA 图像尚难以分辨细密的血管网络（图 3-19，图 3-20）。不同扫描范围及分辨率的 OCTA 图像有助于阅片者辨识局部细节或判读全局情况。

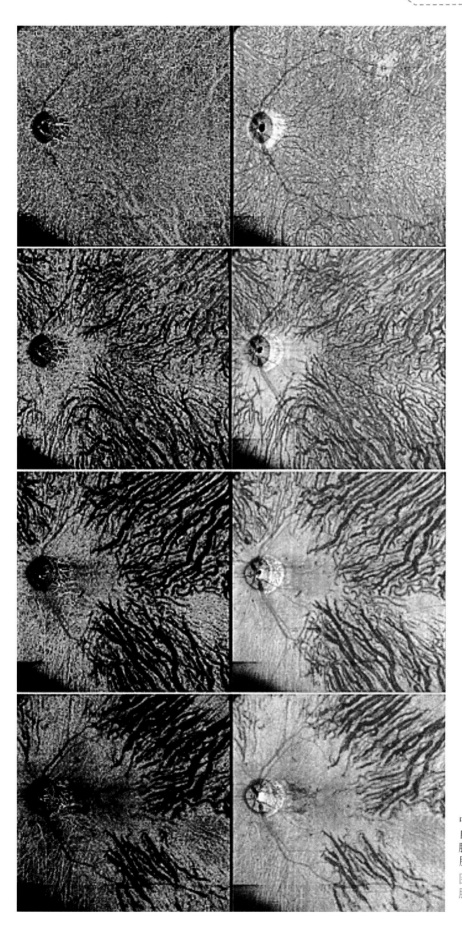

中心凹下脉络膜厚度为 210 μm，自上至下的成像深度依次为 Bruch 膜下 50 μm、100 μm、150 μm、200 μm，脉络膜大血管被显示为深色条纹。

图 3-16　55 岁健康男性左眼脉络膜层的 OCTA（左列）及 en face OCT（右列）图像

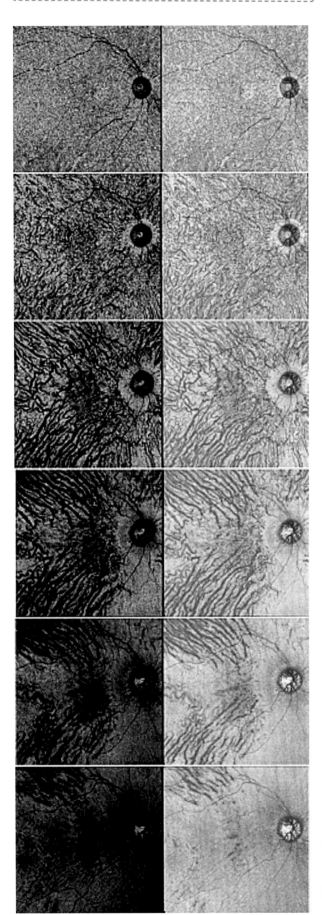

中心凹下脉络膜厚度为 344 μm，自上至下的成像深度依次
为 Bruch 膜 下 50 μm、100 μm、150 μm、200 μm、250 μm、
300 μm。脉络膜大血管被显示为深色条纹。

图 3-17　48 岁健康男性右眼脉络膜层的 OCTA（左列）及
en face OCT（右列）图像

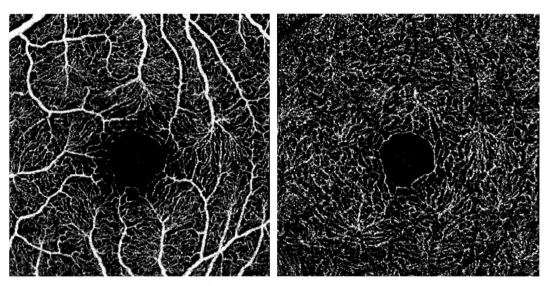

扫描范围 3 mm×3 mm，分辨率 512 像素 ×512 像素。可见视网膜浅、深两层毛细血管走行不同，深层毛细血管网可见清晰的拱环边界。视网膜深层毛细血管网多处呈海蛇头样放射走行，提示该簇毛细血管丛中心存在与视网膜浅层毛细血管网交通支。

图 3-18　SS-OCTA 视网膜浅层（左）与深层（右）毛细血管层图像

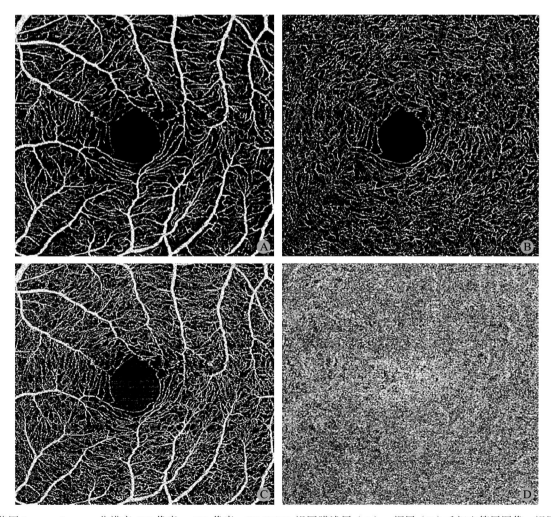

扫描范围 3 mm×3 mm，分辨率 512 像素 ×512 像素。SS-OCTA 视网膜浅层（A）、深层（B）毛细血管层图像，视网膜血管图像（C，浅层＋深层）及脉络膜毛细血管层图像（D）。可见视网膜浅、深两层毛细血管重合即为视网膜血管，脉络膜毛细血管层图像呈雪花点样，难以辨识毛细血管形态，局部可见模糊的稍大血管影，散在点、片状低信号区。

图 3-19　黄斑中心 SS-OCTA 图像

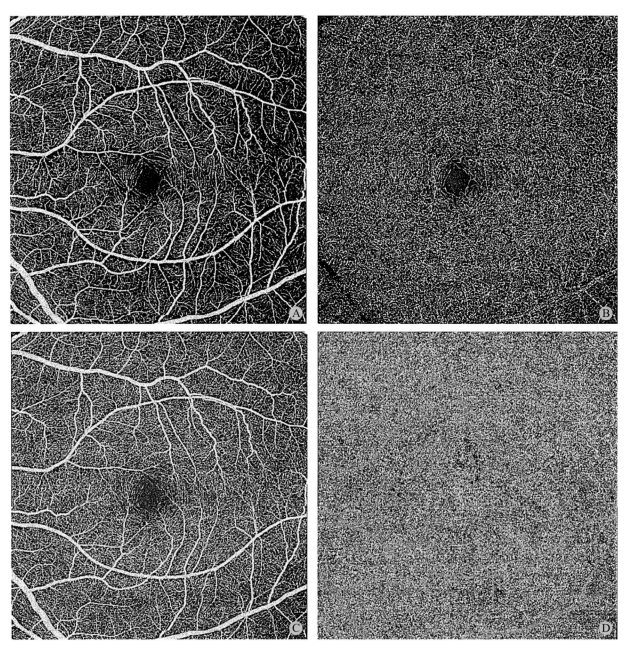

扫描范围 6 mm×6 mm，分辨率 512 像素 ×512 像素。SS-OCTA 视网膜浅层（A）、深层（B）毛细血管层图像，视网膜血管图像（C，浅层＋深层）及脉络膜毛细血管层图像（D）。较扫描范围 3 mm×3 mm 可观察到的范围更大。脉络膜毛细血管层难以辨识血管形态。

图 3-20　黄斑区 SS-OCTA 图像

　　SS-OCTA 还可显示视盘区域的血流信息，不仅可以分别显示玻璃体、视网膜及脉络膜层次的视盘区域血流信息（图 3-21），还可显示与黄斑扫描程序中相对应的视网膜浅层毛细血管网、视网膜深层毛细血管网、视网膜外层无血管层、脉络膜毛细血管层（图 3-22），这样有助于生成更大扫描范围的包含黄斑及视盘区域的 OCTA 图像（图 3-23，图 3-24）。

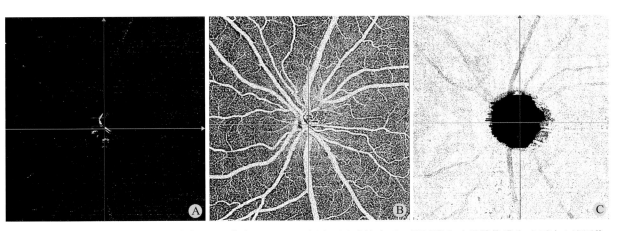

扫描范围 6 mm×6 mm，分辨率 512 像素 ×512 像素。SS-OCTA 视盘区玻璃体（A）、视网膜（B）及脉络膜（C）层次血流图像。

图 3-21　视盘 SS-OCTA 图像

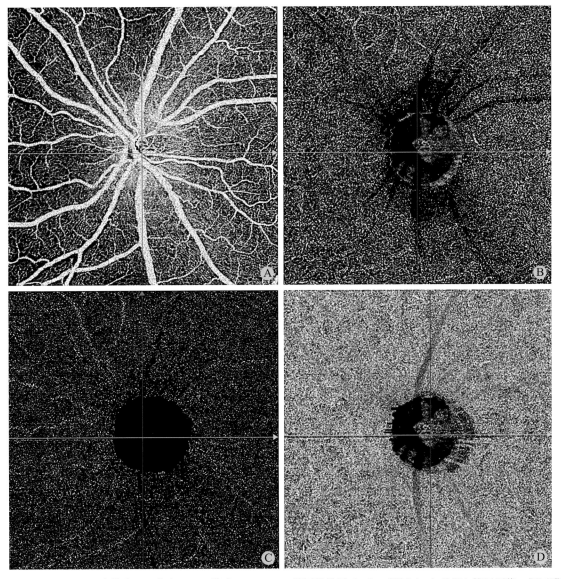

扫描范围 6 mm×6 mm，分辨率 512 像素 ×512 像素。SS-OCTA 视网膜浅层（A）、深层（B）毛细血管层图像，视网膜无血管层图像（C，浅层＋深层）及脉络膜毛细血管层图像（D），可见不同层次血管形态不同）。

图 3-22　视盘 SS-OCTA 图像

　　OCTA 可以提供多种评测眼底血流的定量分析指标，包括血流（灌注）密度、血管长度密度、血管分形维度、无灌注区面积、FAZ 周长、FAZ 面积、FAZ 圆度系数等。大部分研究认为，不同商用 OCTA 系统的同一指标数值不能互相转换，且不同年龄段、不同性别及不同集体状态的人群的数值存在差别，因此上述指标的正常值范围与临床意义有待进一步探索。

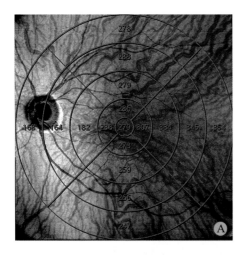
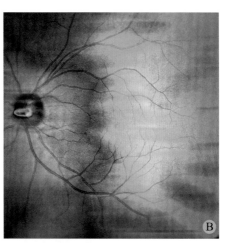

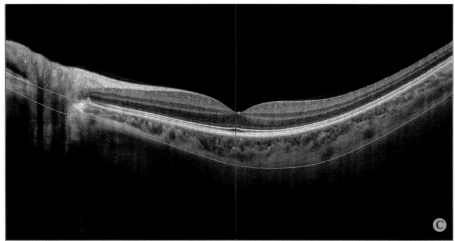

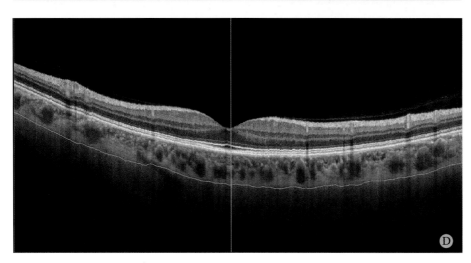

扫描范围 12 mm×12 mm，分辨率 1024 像素 ×1024 像素。脉络膜厚度测量，可获取后极部 12 mm×12 mm 范围内视网膜、脉络膜各层的一整套结构及血流信息。功能分析的特色之一是脉络膜厚度分析（A）及热力图展示（B）。C、D：内置软件可自动识别每一个扫描位置的脉络膜 - 巩膜交界面，并据此计算每一个测量点及特定区域内的脉络膜厚度。

图 3-23　35 岁女性的脉络膜厚度及血流指数测量

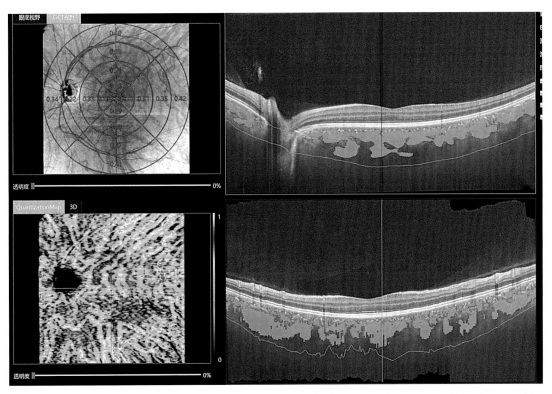

扫描范围 12 mm × 12 mm，分辨率 1024 像素 × 1024 像素的 OCTA。脉络膜血流指数计算，该扫描模式的另一个功能分析特色是脉络膜血流指数（choroidal vascularity index，CVI）计算。内置软件通过人工智能的方式，自动识别每一个扫描位置的脉络膜血管管腔（橙色区域），并据此计算每一个测量点及特定区域内的 CVI，即特定区域内脉络膜血管容积占该区域脉络膜总体积的百分比。脉络膜血流指数既可以直接得到数据（左上），也可以通过热力图（左下）直观地显示出来。

图 3-24　脉络膜血流指数测量

参考文献

1.　RAMRATTAN R S，VAN DER SCHAFT T L，MOOY C M ，et al. Morphometric analysis of Bruch's mmbrane，the choriocapillaris，and the choroid in aging. Invest Ophthalmol Vis Sci，1994，35（6）：2857-2864.

2.　ESMAEELPOU M，KAJIC V，ZABIHIAN B，et al. Choroidal Haller's and Sattler's layer thickness measurement using 3-Dimensional 1060-nm optical coherence tomography. PLoS one，2014，9（6）：e99690.

3.　BRAUN R D，DEWHIRST M W，HATCHELL D L. Quantification of erythrocyte flow in the choroid of the albino rat. Am J Physiol，1997，272（3Pt2）：H1444-H1453.

4.　FRIEDMAN E，KOPALD H H，SMITH T R. Retinal and choroidal blood flow determined with krypton-85 anesthetized animals. Invest Ophthalmol，1964，3：539-547.

（王尔茜　杨景元）

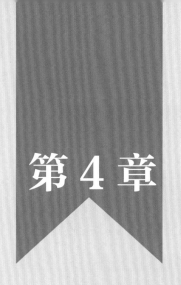

第4章 玻璃体相关疾病

玻璃体是眼内屈光间质的主要组成部分,具有导光作用;玻璃体为黏弹性胶质,对视网膜具有支撑作用,具有缓冲外力及抗震动作用;玻璃体构成血-玻璃体屏障,又称视网膜玻璃体屏障,能够阻止视网膜血管内的大分子进入玻璃体凝胶。随着眼科检查技术的发展,玻璃体疾病在过去的20余年间得到了越来越深入的研究。OCT作为一种高分辨率、非接触性、无创的生物组织成像技术,越来越多地应用于临床医学和基础医学,提高了我们对一些疾病发生发展过程的认识。近年来,从时域OCT到频域OCT,再到扫频OCT,其扫描速度越来越快、扫描深度不断加深、扫描分辨率不断提高及扫描范围不断扩大,这些优势对玻璃体相关疾病(图4-1至图4-9)的认识和诊断有重大意义,使临床医生能够更加全面地了解玻璃体疾病。

玻璃体后脱离

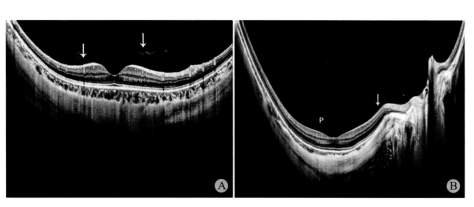

清晰可见玻璃体后皮质与视网膜的黏附情况(A,箭头);
A:发生于中心凹之外的部分玻璃体后脱离;B:发生于黄斑区之外的部分玻璃体后脱离。

图 4-1 玻璃体后脱离

○ 玻璃体后极部板层纤维（水平方向）

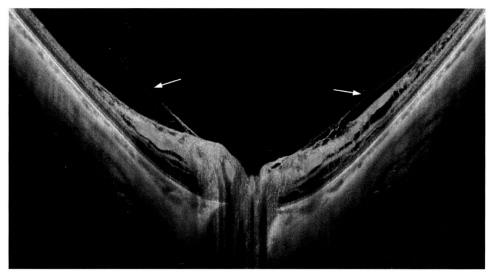

玻璃体的纤维结构，玻璃体后皮质与视盘牵拉的纤维与视网膜几乎平行，可呈一定角度。

图 4-2　玻璃体后极部板层纤维（水平方向）

○ 向心性玻璃体纤维（垂直方向）

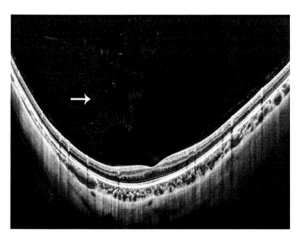 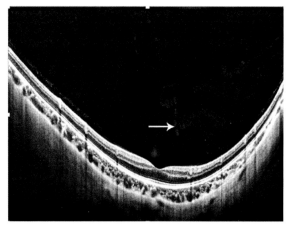

可清晰观察到与视网膜垂直的向心性玻璃体纤维形态及边界，可能与视网膜劈裂的发生及眼球形状的改变有关。

图 4-3　向心性玻璃体纤维（垂直方向）

玻璃体出血

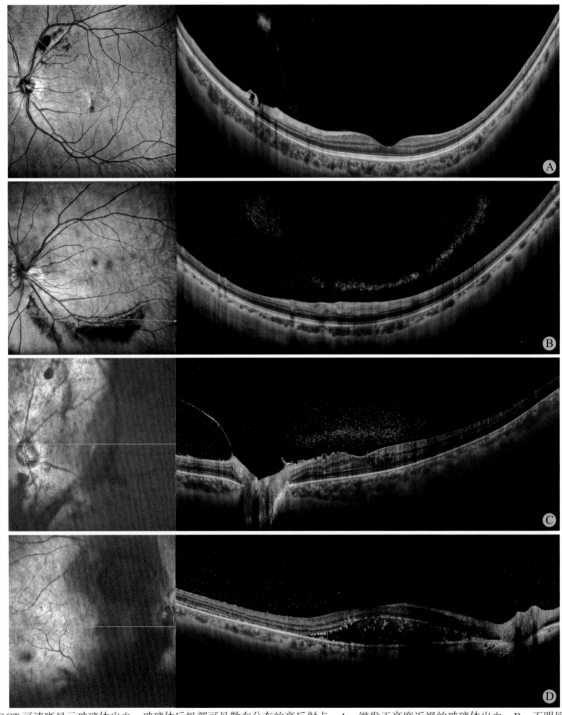

SS-OCT 可清晰显示玻璃体出血，玻璃体后极部可见散在分布的高反射点。A：继发于高度近视的玻璃体出血；B：不明原因玻璃体出血；C：糖尿病视网膜病变继发玻璃体出血；D：视网膜大动脉瘤继发玻璃体出血。

图 4-4 玻璃体出血

○ 玻璃体后皮质增厚

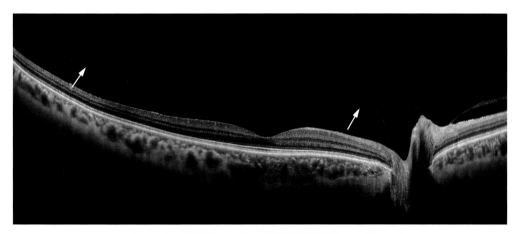

玻璃体后皮质与视网膜之间分离的部分明显增厚，呈现高反射。

图 4-5　玻璃体后皮质增厚

○ 玻璃体后皮质牵拉

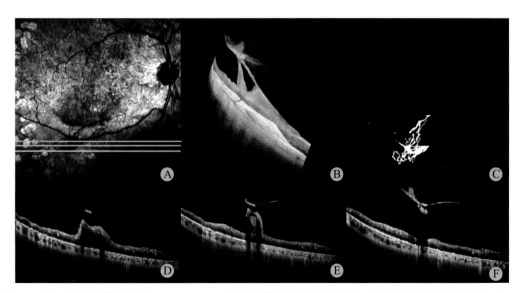

患者，女性，64 岁，糖尿病视网膜病变。B-scan OCT 可见右眼颞下视网膜静脉分叉处受玻璃体后皮质牵拉（D、E、F），
OCTA 可见被牵拉的视网膜血管结构（C）。

图 4-6　糖尿病视网膜病变继发玻璃体后皮质牵拉

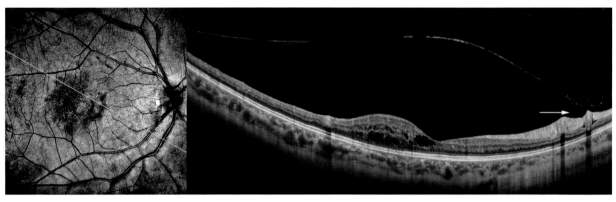

患者，女性，33岁，视网膜血管炎。B-scan OCT 可见右眼中心凹上方受玻璃体后皮质牵拉（箭头）。

图 4-7　视网膜血管炎继发玻璃体后皮质牵拉

后部皮质前玻璃体囊袋

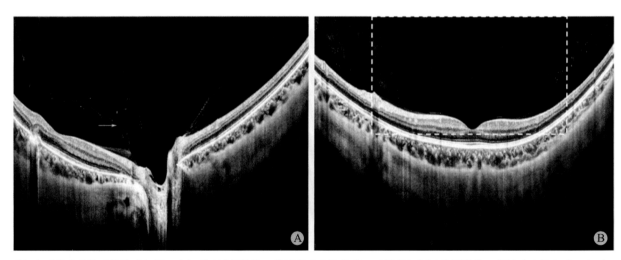

后部皮质前玻璃体囊袋是后极部一个船形腔隙样结构，前界是玻璃体胶质，后界是与视网膜紧贴的一薄层玻璃体皮质；有时，后部皮质前玻璃体囊袋附近可见连通 Cloquet 管和后部皮质前玻璃体囊袋的通道（A，箭头）。

图 4-8　后部皮质前玻璃体囊袋

○ 玻璃体混浊伴后脱离

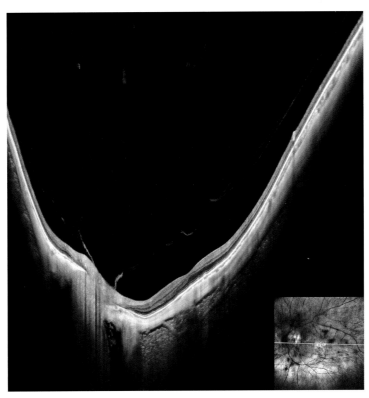

患者，女性，33 岁，高度近视。B-scan OCT（扫描深度 6 mm）可清晰显示玻璃体皮质反射不均，伴玻璃体后脱离。

图 4-9　玻璃体混浊伴后脱离

○ 玻璃体黄斑牵拉综合征

　　玻璃体黄斑牵拉综合征（vitreomacular traction syndrome，VMT）是在玻璃体后脱离过程中，持续的玻璃体黄斑粘连对中心凹形成牵拉，引起视网膜中心凹形态的改变（如视网膜内假性囊腔、中心凹外层视网膜抬高等），进而引起视功能下降。常见的玻璃体黄斑牵拉症状包括视物变形、闪光感、视力下降。根据 OCT 中玻璃体黄斑黏附范围的直径，国际玻璃体黄斑牵拉研究小组将玻璃体黄斑牵拉分为局灶型（≤ 1500 μm）或广泛型（> 1500 μm）。SS-

OCT 能在更大扫描范围内清晰显示玻璃体黄斑牵拉范围及其对视网膜形态的影响，如视网膜内假性囊腔、中心凹外层视网膜抬高等，有助于对玻璃体黄斑牵拉的随访（图 4-10）。

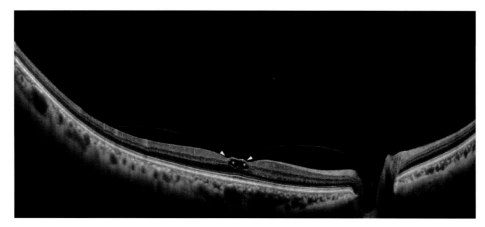

图 4-10　SS-OCT 示玻璃体黄斑牵拉（三角）及中心凹视网膜内假性囊腔（*）形成

○ 黄斑前膜

黄斑前膜（epiretinal membrane，ERM）是一种累及黄斑的玻璃体视网膜交界面纤维细胞增殖疾病。按照是否存在明确继发因素，黄斑前膜可分为特发性和继发性两种类型。继发性黄斑前膜常与眼部炎性疾病、视网膜血管疾病、视网膜脱离有关。而大部分黄斑前膜仍为特发性，患病率波动在 1.02% ~ 28.9%。年龄是公认的特发性黄斑前膜最主要患病危险因素。根据病情轻重，黄斑前膜患者可为查体发现，无明显临床症状，或伴有视物变形、视力下降、视物不等大等症状。

（1）临床分期

1997 年，Gass 根据特发性黄斑前膜的临床表现将该疾病分为 3 期，目前该分期仍多为临床使用（图 4-11）。

0 期：玻璃纸样黄斑病变（cellophane maculopathy），黄斑前膜透明，视网膜无变形，仅见玻璃纸样反光（图 4-11A）。

1 期：皱缩玻璃纸样黄斑病变（crinkled cellophane maculopathy），黄斑前膜收缩致视网膜内层不规则皱缩，表面细小放射样皱褶（图 4-11B）。

2 期：视网膜前黄斑纤维化（preretinal macular fibrosis），又名黄斑皱褶（macular pucker）黄斑前膜增厚、不透明，遮挡视网膜血管，牵拉全层视网膜变形。可伴有视网膜水肿、出血、棉絮斑和硬渗（图 4-11C）。

（2）SS-OCT 及 SS-OCTA 表现

与 SD-OCT 相较，SS-OCT 不仅能在更大扫描范围内清晰显示黄斑前膜范围及其对神经上皮层的影响，更能显示出玻璃体结构，如玻璃体后脱离、后部皮质前玻璃体囊袋在黄斑前膜形成过程中的作用。有研究认为，玻璃体后脱离过程中 PPVP 后壁仍贴附于黄斑，为黄斑前膜中细胞增殖提供了胶原支架（图 4-12）。SS-OCTA 则能更好地显示黄斑毛细血管丛的变化，以评估黄斑前膜病情的严重程度和手术预后。在黄斑前膜患者中，浅层黄斑中心凹无血管区（FAZ）面积显著缩小，且其大小与中心凹视网膜厚度（CFT）显著相关（图 4-13）。

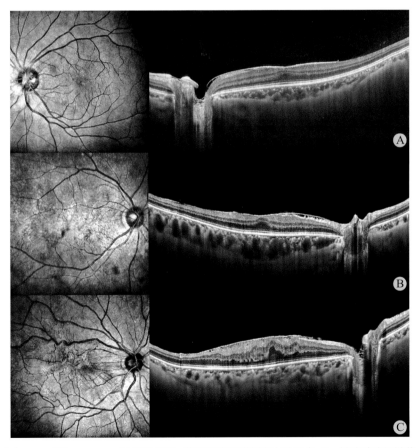

A：玻璃纸样黄斑病变（Gass 0 期），SS-OCT 示黄斑前膜，黄斑区视网膜形态大致正常；B：皱缩玻璃纸样黄斑病变（Gass 1 期），SS-OCT 显示黄斑前膜伴中心凹变平，黄斑鼻侧视网膜内层皱缩、不规则；C：视网膜前黄斑纤维化（Gass 2 期），SS-OCT 显示黄斑前膜牵拉视网膜全层变形，视网膜水肿增厚。

图 4-11　黄斑前膜各期共聚焦扫描眼底镜（cSSO）及 SS-OCT 表现

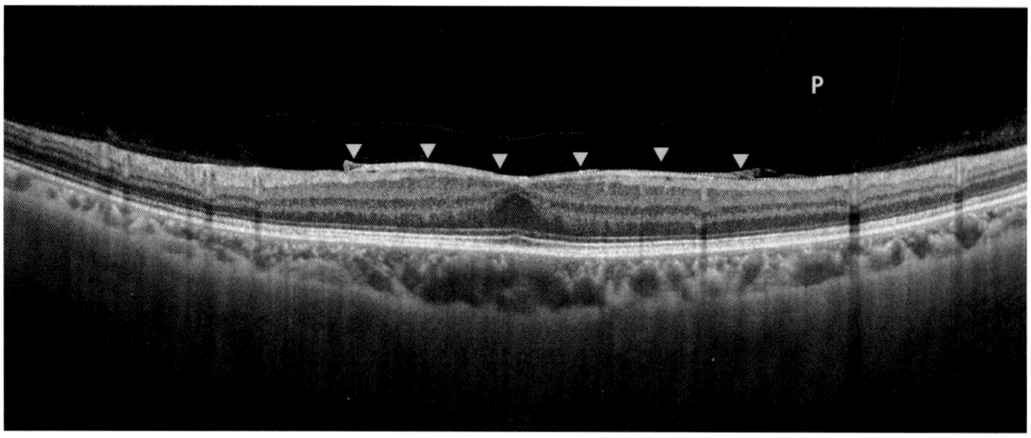

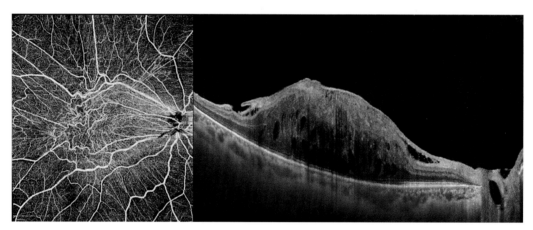

后部皮质前玻璃体囊袋（P，灰色虚线区域）后壁增厚形成黄斑前膜（三角），玻璃体仍贴附于黄斑，无明显玻璃体后脱离。

图 4-12　SS-OCT 示黄斑前膜伴中心凹变平

SS-OCTA 显示视网膜血管牵拉、变形、扭曲，FAZ 缩小，SS-OCT 示黄斑前膜，牵拉中心凹神经上皮层显著增厚。

图 4-13　黄斑前膜 SS-OCTA（12 mm×12 mm 视网膜全层）及 SS-OCT 表现

○ 黄斑裂孔

　　黄斑裂孔（macular hole，MH）是累及中心凹的视网膜神经上皮层断裂。黄斑裂孔多数为特发性，但也可继发于眼钝挫伤、激光损伤、高度近视、黄斑劈裂及内眼手术等。玻璃体后脱离中异常的玻璃体黄斑牵拉被认为是特发性黄斑裂孔形成的重要原因。视力下降、视物变形及中心暗点是黄斑裂孔的常见症状，Watzke-Allen 试验可为阳性。

（1）临床分期

目前临床仍多采用黄斑裂孔 Gass 分期，2013 年国际玻璃体黄斑牵拉研究学组（International Vitreomacular Traction Study，IVTS）则提出了基于 OCT 的黄斑裂孔解剖分型，二者对应如下（图 4-14，表 4-1）。

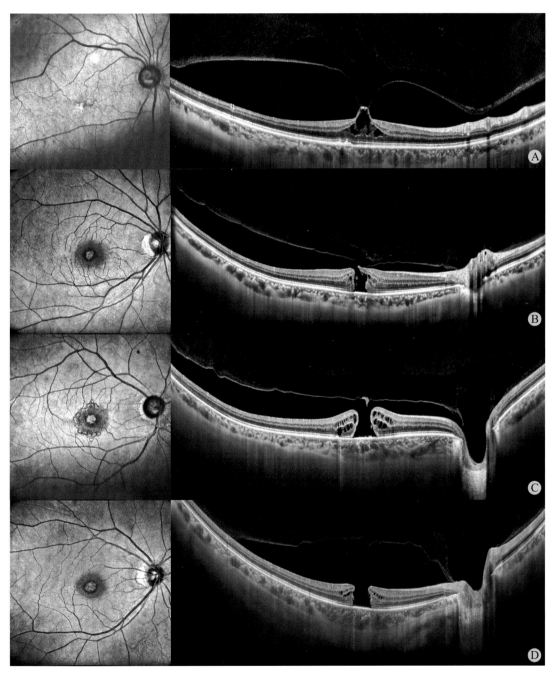

A：Gass 1 期黄斑裂孔，SS-OCT 显示玻璃体黄斑牵拉，中心凹抬高并伴视网膜内假性囊腔形成，中心凹下另有视网膜色素上皮层不规则小隆起（玻璃膜疣）；B：Gass 2 期黄斑裂孔，SS-OCT 示全层黄斑裂孔，孔径约 400 μm，孔盖仍附于一侧视网膜，并伴有玻璃体黄斑牵拉及轻度孔周囊腔样改变；C：Gass 3 期黄斑裂孔，SS-OCT 显示全层黄斑裂孔伴孔周囊样水肿，孔径约 490 μm，孔盖已与视网膜分离，黏附于玻璃体后皮质；D：Gass 4 期黄斑裂孔，SS-OCT 显示全层黄斑裂孔，孔径约 600 μm，未见明显孔盖，伴轻度孔周囊腔样改变，黄斑区玻璃体后脱离。

图 4-14　黄斑裂孔 Gass 分期共聚焦激光扫描眼底图像（cSSO）及 SS-OCT 表现

表 4-1　黄斑裂孔 Gass 分期

Gass 分期	Gass 分期描述	IVTS 分型
1 期 （图 4-14A）	先兆黄斑裂孔，中心凹呈黄色点状或环状改变，中心凹外层视网膜抬高	仅玻璃体黄斑牵拉
2 期 （图 4-14B）	全层黄斑裂孔（≤ 400 μm）	小（≤ 250 μm）或中等（> 250 μm ~ ≤ 400 μm）全层黄斑裂孔，合并玻璃体黄斑牵拉
3 期 （图 4-14C）	全层黄斑裂孔（> 400 μm），合并部分玻璃体黄斑牵拉	大（> 400 μm）全层黄斑裂孔，合并玻璃体黄斑牵拉
4 期 （图 4-14D）	全层黄斑裂孔合并玻璃体后脱离	任意孔径全层黄斑裂孔，无玻璃体黄斑牵拉

（2）SS-OCT 及 SS-OCTA 表现

SS-OCT 能更直观地展示黄斑裂孔形成中，后部皮质前玻璃体囊袋后壁对黄斑中心凹的牵拉作用（图 4-15）。同时，较 SD-OCT、SS-OCT 能更好地显示气体填充眼中的黄斑区结构，有利于黄斑裂孔早期术后治疗决策的制定，如术后体位的选择（图 4-16）。SS-OCTA 可以评估黄斑毛细血管丛，从而有助于监测黄斑裂孔中视网膜结构和功能的变化（图 4-17）。

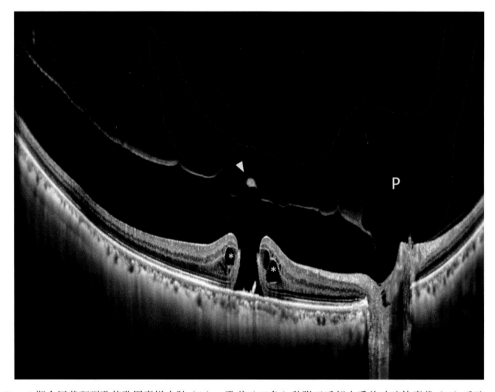

Gass 3 期全层黄斑裂孔伴孔周囊样水肿（*），孔盖（三角）黏附于后部皮质前玻璃体囊袋（P）后壁。

图 4-15　SS-OCT 图像

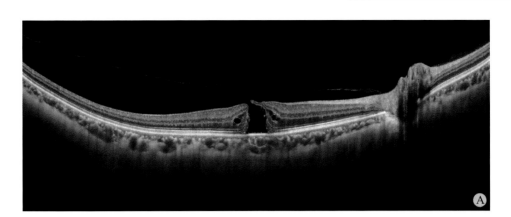

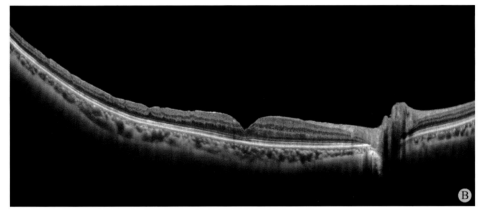

患者，女性，62 岁，右眼特发性黄斑裂孔，行玻璃体切除、内界膜剥除联合空气填充术。A：术前 SS-OCT 示 Gass 2 期黄斑裂孔，玻璃体后皮质与裂孔孔盖牵拉，孔周囊样水肿；B：术后 1 周，SS-OCT 示黄斑裂孔已愈合，中心凹下椭圆体带结构尚未完全恢复。

图 4-16 特发性黄斑裂孔术前、术后 SS-OCT 图像对比

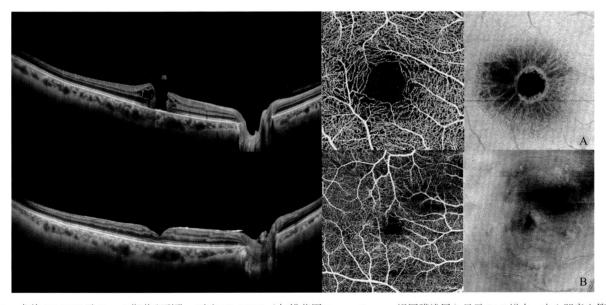

A：术前 SS-OCT 示 Gass 3 期黄斑裂孔，对应 SS-OCTA（扫描范围 3 mm×3 mm，视网膜浅层）显示 FAZ 增大，中心凹旁血管密度降低，en face 图像可见孔周囊样改变；B：术后 SS-OCT 示黄斑裂孔愈合，对应 SS-OCTA（扫描范围 6 mm×6 mm，视网膜浅层，中央 3 mm 部分）示 FAZ 较前缩小，en face 图像中囊样改变消失。

图 4-17 黄斑裂孔手术前、术后 SS-OCT 及 SS-OCTA 图像对比

参考文献

1. ZAPATA M A, FIGUEROA M S, GONZÁLEZ E E, et al. Prevalence of vitreoretinal Interface abnormalities on spectral-domain OCT in healthy participants over 45 years of age. Ophthalmol Retina, 2017, 1 (3) : 249-254.

2. NG D S C, CHEUNG C Y L, LUK F O, et al. Advances of optical coherence tomography in myopia and pathologic myopia. Eye (Lond), 2016, 30 (7) : 901-916.

3. ROUVAS A, CHATZIRALLI I, ANDROU A, et al. Long-term anatomical and functional results in patients undergoing observation for idiopathic nontractional epiretinal membrane. Eur J Ophthalmol, 2016, 26 (3) : 273-278.

4. KIDA T, MORISHITA S, FUKUMOTO M, et al. Long-term evaluation of spontaneous release of epiretinal membrane and its possible pathogenesis. Clin Ophthalmol, 2017, 11: 1607-1610.

5. KINOSHITA T, IMAIZUMI H, MIYAMOTO H, et al. Two-year results of metamorphopsia, visual acuity, and optical coherence tomographic parameters after epiretinal membrane surgery. Graefes Arch Clin Exp Ophthalmol, 2016, 254 (6) : 1041-1049.

6. CHEN W, SHEN X, ZHANG P, et al. Clinical characteristics, long-term surgical outcomes, and prognostic factors of epiretinal membrane in young patients. Retina, 2019, 39 (8) : 1478-1487.

7. DUKER J S, KAISER P K, BINDER S, et al. The international vitreomacular traction study group classification of vitreomacular adhesion, traction, and macular hole. Ophthalmology, 2013, 120 (12) : 2611-2619.

8. AHN S J, PARK S H, LEE B R. Visualization of the macula in gas-filled eyes: spectral domain optical coherence tomography versus swept-source optical coherence tomography. Retina, 2018, 38 (3) : 480-489.

9. DHOOT D S, HARIPRASAD S M, STEINLE N C. Current treatment options for the management of vitreomacular traction. Ophthalmic Surg Lasers Imaging Retina, 2017, 48 (5) : 374-377.

10. OKAWA Y, MARUKO I, KAWAI M, et al. Foveal structure and vasculature in eyes with idiopathic epiretinal membrane. PLoS one, 2019, 14 (4) : e0214881.

11. KIM Y J, KIM S, LEE J Y, et al. Macular capillary plexuses after epiretinal membrane surgery: an optical coherence tomography angiography study. Br J Ophthalmol, 2018, 102 (8) : 1086-1091.

（原铭贞　张辰茜）

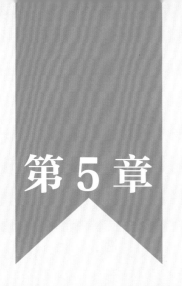

第5章 病理性近视

目前，中国已有近视人口约6亿，高度近视约3000万，且数量仍在不断增长中。其中值得重视的是，有研究显示40%以上的高度近视会进展为近视性黄斑病变，即病理性近视（pathologic myopia，PM），其发病率逐年增高，并有年轻化的趋势。

PM通常被定义为近视屈光度数大于600度或眼轴超过26.5 mm，同时合并后极部的相关眼底病变，其典型眼底病变包括豹纹状眼底、漆裂纹、弥漫性或片状萎缩、脉络膜新生血管、黄斑萎缩、后巩膜葡萄肿等。

2015年，国际有关学者制定了一个较为简化的META-PM分级标准（病理性近视的荟萃分析），此分级标准将近视性黄斑病变分为5级，分别为无近视性视网膜病变（0级）、仅存在豹纹状眼底改变（1级）、弥漫性脉络膜视网膜萎缩（2级）、斑片状脉络膜视网膜萎缩（3级）、黄斑萎缩（4级）。在此分级标准之外，还增加了3个附加病变，分别为漆裂纹、近视性脉络膜新生血管（choroidal neovascularization，CNV）和Fuchs斑。根据以上所述，PM定义为2级或2级以上的近视性黄斑病变，或存在任一"附加病变"或后巩膜葡萄肿。

OCT作为一种高分辨率、非接触性、无创的生物组织成像技术，越来越多地应用于临床医学和基础医学，提高了我们对一些疾病发生发展过程的认识。随着OCT相关技术的不断发展，其扫描速度越来越快、扫描深度不断加深、扫描分辨率不断提高及扫描范围不断扩大，这些优势对PM相关并发症的诊断有重大意义，使临床医生能够更加全面地了解PM，对PM的诊断、治疗和随访都具有显著意义。

○ 视网膜相关病变

临床中，常见的病理性近视视网膜相关病变包括近视性牵引性黄斑病变（myopic traction maculopathy，MTM）、黄斑裂孔、视网膜裂孔、视网膜下出血、外层视网膜病变、视网膜前膜、视盘旁视网膜空腔、视盘旁视网膜劈裂、视网膜色素上皮断裂等，本部分将对病理性近视视网膜相关病变的 OCT 相关表现进行汇总（表 5-1，图 5-1 至图 5-10）。

（1）近视性牵引性黄斑病变（MTM）

表 5-1　病理性近视视网膜相关病变的 OCT 相关表现

分级	表现	图例
0 级 MTM	无劈裂	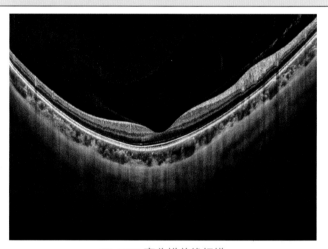 SS-OCT 高分辨单线扫描
1 级 MTM	劈裂位于中心凹外	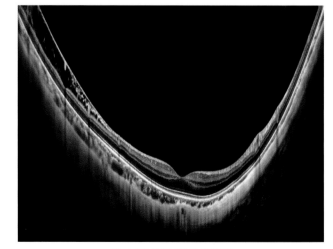 SS-OCT 高分辨单线扫描

分级	表现	图例
2 级 MTM	劈裂位于中心凹	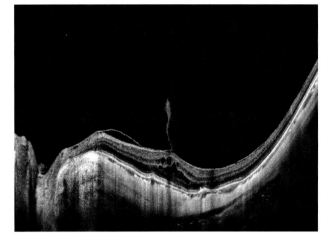 SS-OCT 高分辨单线扫描
3 级 MTM	劈裂位于中心凹和中心凹外，但并未累及整个黄斑	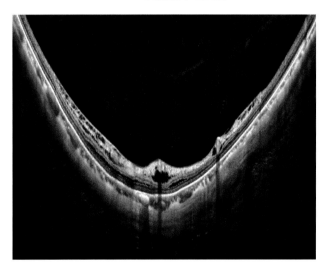 SS-OCT 高分辨单线扫描
4 级 MTM	劈裂累及整个黄斑	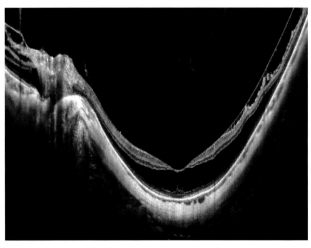 SS-OCT 高分辨单线扫描

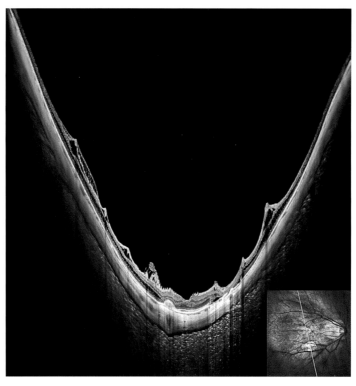

B-scan OCT 拍摄深度较深、范围较大，在诊断近视性牵拉黄斑病变中具有更全面、更直观、更精细的优势。

图 5-1　SS-OCT 广角高分辨单线扫描（扫描深度 6 mm）

（2）黄斑裂孔

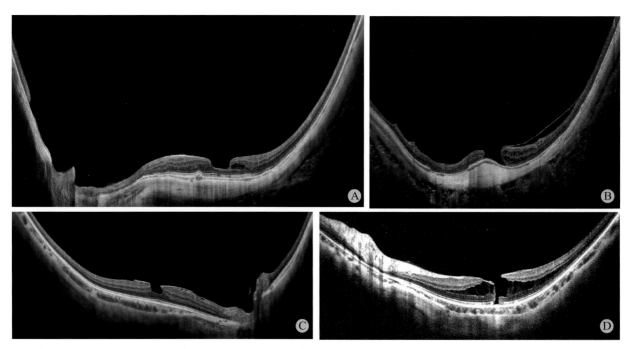

OCT 在诊断黄斑裂孔中具有无可替代的地位，可以明确全层裂孔（B）、板层裂孔（A、C）、黄斑裂孔合并视其他眼底病变（D）。

图 5-2　SS-OCT 单线扫描

（3）视网膜裂孔

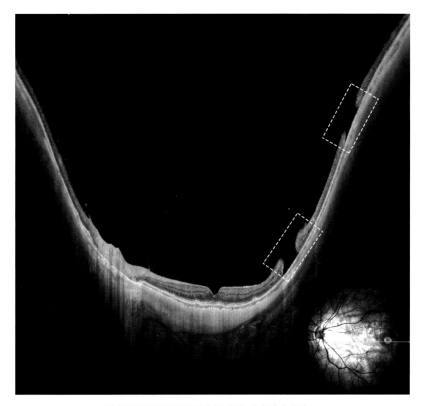

可观察到两处视网膜全层裂孔（虚线方框）。

图 5-3　SS-OCT 广角高分辨单线扫描（扫描深度 6 mm）

（4）视网膜下出血

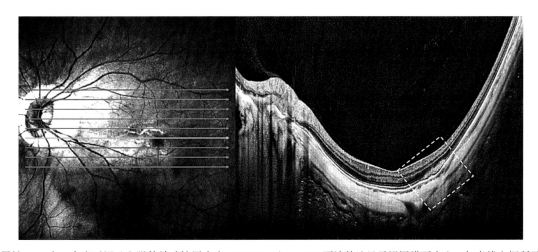

患者，男性，33 岁，高度近视（左眼等效球镜屈光度 −10.50 DS）。OCT 可清楚地显示视网膜下出血，如虚线方框所示，视网膜下出血常表现为均匀的中等反射信号。

图 5-4　SS-OCT 多线扫描

（5）外层视网膜病变

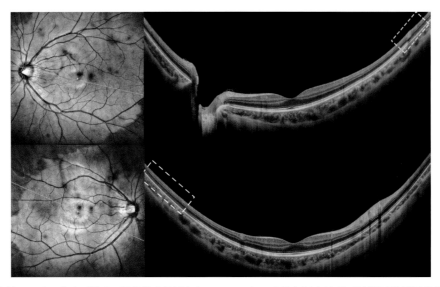

患者，女性，24岁，高度近视（双眼等效球镜屈光度 –11.00 DS）。虚线方框内清晰可见视网膜椭圆体带缺失。

图 5-5　SS-OCT 广角单线扫描

（6）视网膜前膜

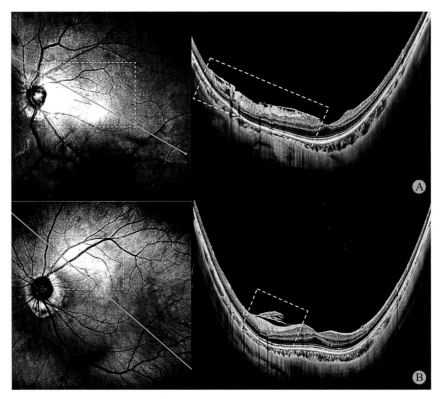

黄斑区清晰可见局部视网膜前纤维增生膜牵拉视网膜（虚线方框），可引起视网膜劈裂（A）。

图 5-6　SS-OCT 广角单线扫描

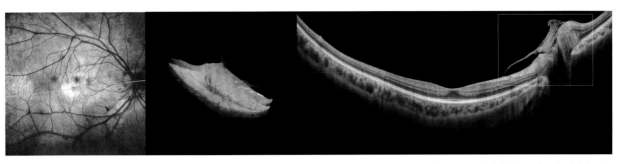

患者，男性，23 岁，高度近视（右眼等效球镜屈光度 –8.00 DS）。视盘前清晰可见视网膜前纤维增生膜牵拉视网膜（虚线方框）。

图 5-7　SS-OCT 广角单线扫描

（7）视盘旁视网膜空腔

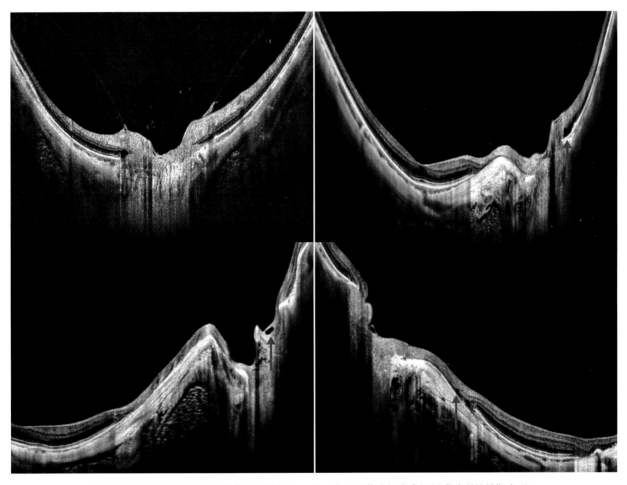

视盘旁可见囊样视网膜低反射信号（箭头），这一表现可能为视盘旁视网膜劈裂的早期表现。

图 5-8　SS-OCT 广角单线扫描

（8）视盘旁视网膜劈裂

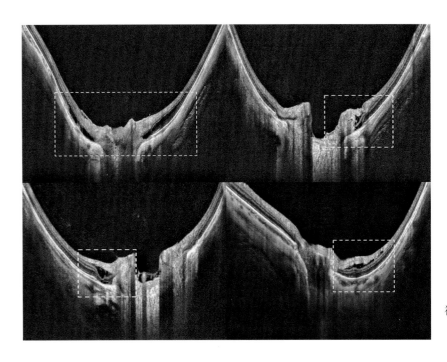

视网膜劈裂仅位于视盘旁（虚线方框）。

图 5-9　SS-OCT 广角单线扫描

（9）视网膜色素上皮断裂

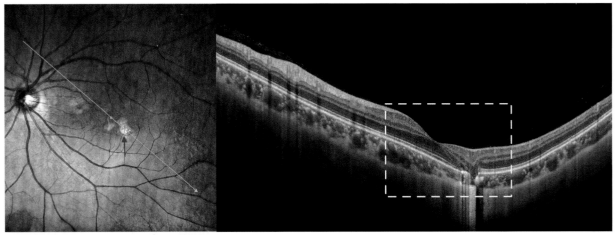

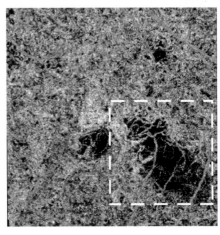

患者，男性，35 岁，高度近视，左眼等效球镜屈光度 –12.00 DS。黄斑区可见局部视网膜色素上皮断裂（虚线方框）。

图 5-10　SS-OCT 单线扫描

○ 脉络膜及 Bruch 膜相关病变

病理性近视常合并脉络膜相关病变，最常见的为脉络膜新生血管（choroidal neovascularisation，CNV），随着 OCTA 技术的不断发展，其观察 CNV 具有越来越显著的优势，如分辨 CNV 的范围、活动程度、治疗预后变化等。其次，随着 OCT 诊断技术分辨能力的提升，分辨 Bruch 膜的能力逐渐在提升，从而能够使临床医生更加深刻地了解近视性 Bruch 膜相关病变。因此，本部分将对病理性近视脉络膜及 Bruch 膜相关病变的 OCT 及 OCTA 表现进行汇总（图 5-11 至 5-21）。

（1）脉络膜新生血管

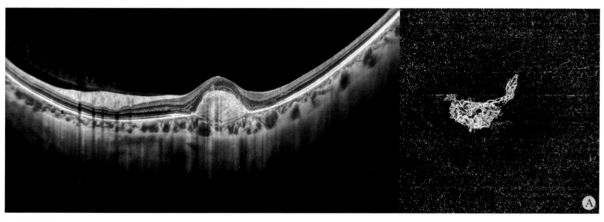

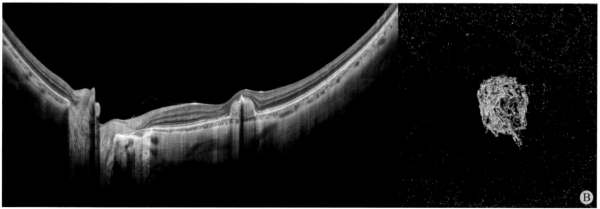

B-scan SS-OCT 可见视网膜下隆起一个均匀的较高反射病灶，同时合并 Bruch 膜凹陷；3 mm×3 mm SS-OCTA 可见相互缠绕的新生血管，病灶边界较为清晰。

图 5-11　SS-OCT 高分辨单线扫描及 SS-OCTA 图像

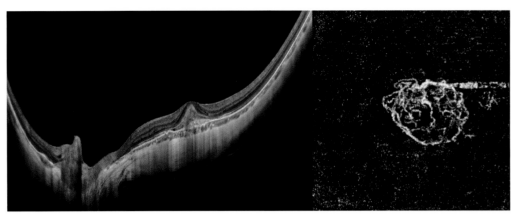

B-scan SS-OCT 可见病灶反射不均，脉络膜有变薄的趋势；3 mm×3 mm SS-OCTA 可见新生血管已开始退化、结构稀疏，边界模糊。

图 5-12　SS-OCT 高分辨单线扫描及 SS-OCTA 图像

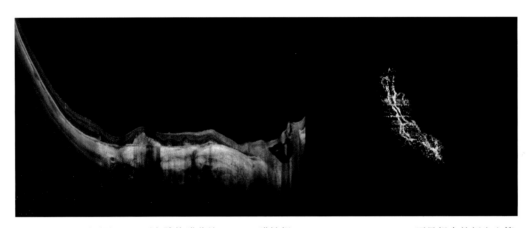

B-scan SS-OCT 下可见 CNV 下方脉络膜萎缩，Bruch 膜缺损；3 mm×3 mm SS-OCTA 可见粗大的新生血管。

图 5-13　SS-OCT 高分辨单线扫描及 SS-OCTA 图像

（2）脉络膜空腔

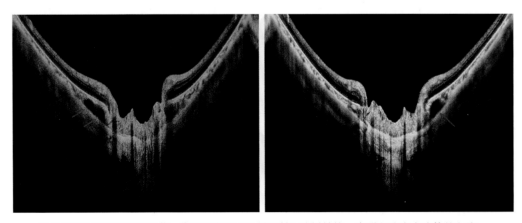

视盘旁可见脉络膜厚度较薄，靠近视盘处可见低反射空腔样结构，表明空腔内有液体的积聚。

图 5-14　SS-OCT单线扫描

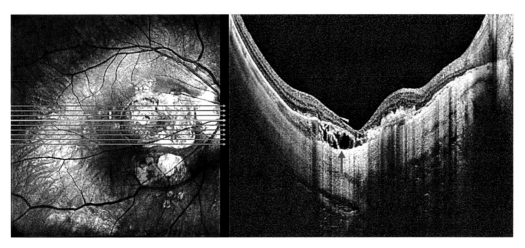

脉络膜空腔也可位于黄斑区，中心凹下方可见多灶形低反射空腔样结构（箭头）。

图 5-15　SS-OCT 多线扫描

（3）脉络膜萎缩

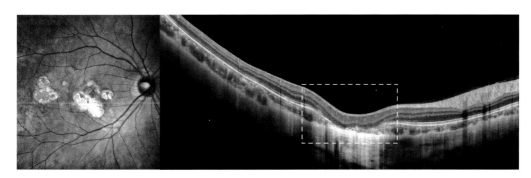

en face 模式可见早期脉络膜的局灶性萎缩，对应 B-scan OCT 上脉络膜缺损处（虚线方框）。

图 5-16　SS-OCT 多线扫描

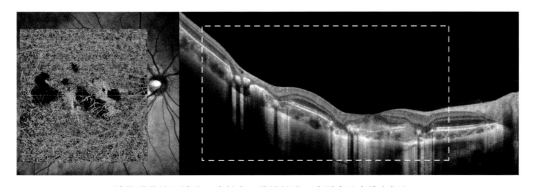

脉络膜萎缩区域进一步扩大，萎缩灶进一步增多（虚线方框）。

图 5-17　SS-OCT 广角高分辨单线扫描

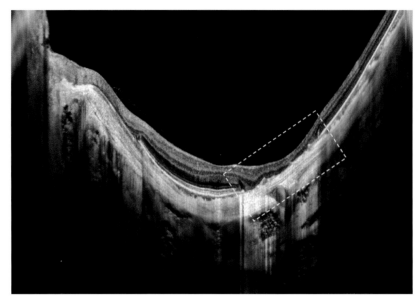

脉络膜萎缩区域不断扩大、病灶融合，脉络膜逐渐变薄、萎缩（虚线方框）。

图 5-18　SS-OCT 单线扫描

（4）脉络膜血管管径不均

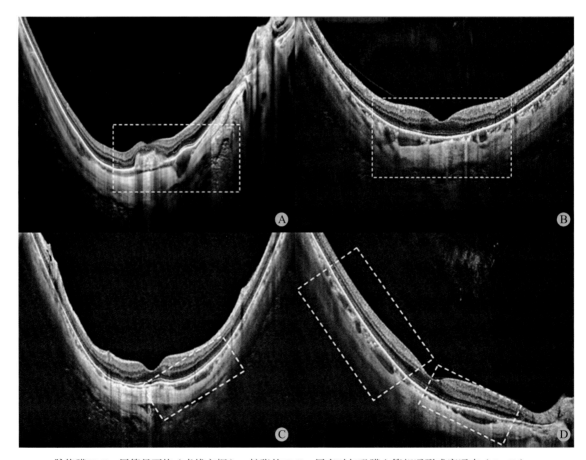

脉络膜 Haller 层管径不均（虚线方框），扩张的 Haller 层有时与巩膜血管相通形成穿通支（A、B）。

图 5-19　SS-OCT 广角单线扫描

（5）Bruch 膜凹陷、断裂

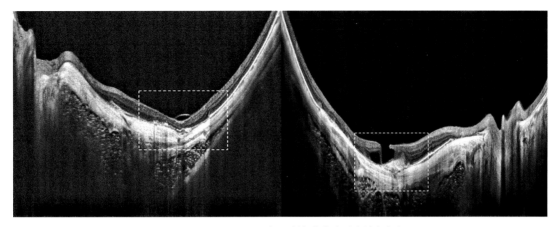

中心凹下方可见 Bruch 凹陷，脉络膜萎缩（虚线方框）。

图 5-20　SS-OCT 广角单线扫描

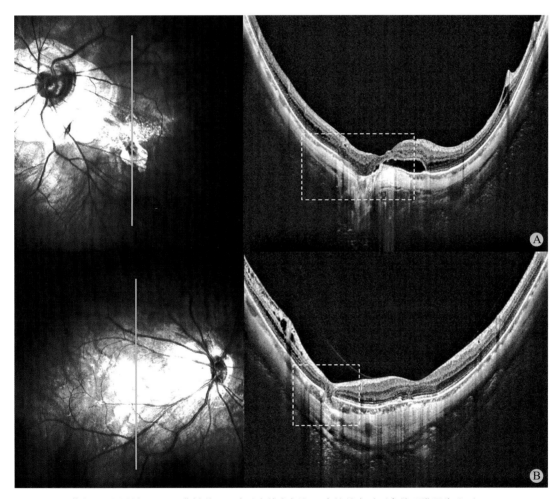

黄斑区可见局部 Bruch 膜断裂、凹陷（虚线方框），病灶处有时可合并巩膜凹陷（A）。

图 5-21　SS-OCT 广角高分辨单线扫描

○ 巩膜相关病变

近些年，随着 OCT 扫描深度逐渐加深、分辨率逐渐提高、范围逐渐变大，使得巩膜相关病变引起越来越多临床医生的关注。在病理性近视患者中，由于眼轴不断增长，易形成巩膜相关病变，如巩膜凹陷、巩膜劈裂、巩膜穿通血管等。因此，本部分将对病理性近视巩膜相关病变的 OCT 表现进行汇总（图 5-22 至图 5-24）。

（1）巩膜凹陷

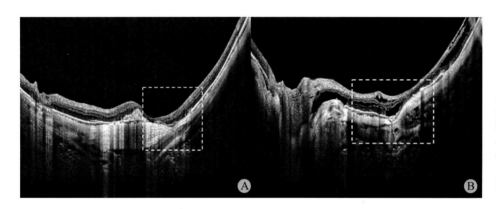

SS-OCT 拍摄深度较深，能全面地分析 PM 患者巩膜相应病变；如虚线方框内所示，巩膜局限性凹陷、厚度不均，常合并视网膜劈裂（B）。

图 5-22　SS-OCT 高分辨单线扫描

（2）巩膜劈裂

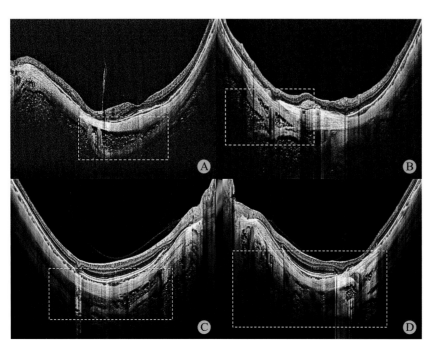

SS-OCT 可清晰显示巩膜后脂肪组织；如虚线方框内所示，外层巩膜存在局限性劈裂，劈裂空隙由脂肪组织填充；部分可合并 CNV（B）、脉络膜萎缩（D）。

图 5-23　SS-OCT 高分辨单线扫描

（3）巩膜穿通血管

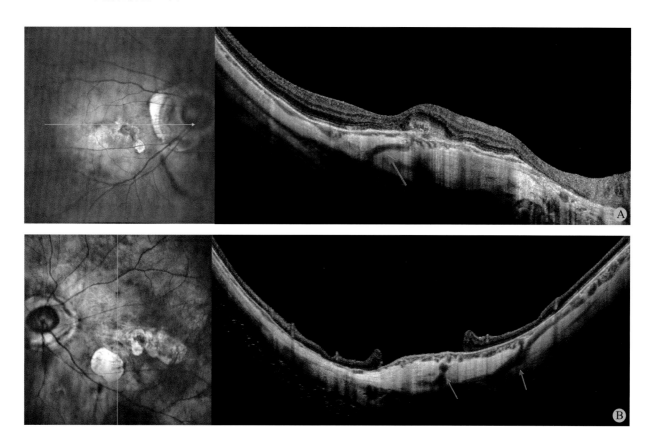

SS-OCT 可清晰显示巩膜血管走行、结构、形态（箭头），巩膜血管扩张、形态不均，常合并其他眼底病变。

图 5-24　SS-OCT 环形多线扫描

○ 视神经相关病变

近视性视神经病变是导致病理性近视患者视力丧失的重要原因，与黄斑病变不同的是，许多近视性视神经病变患者发生完全视力丧失、视网膜中央动脉阻塞的年龄通常较青光眼患者更年轻，因此对于病理性近视患者，早期发现视神经病变，以及定期观察视神经病变的变化至关重要。本部分将对病理性近视视神经相关病变的 OCT 表现进行汇总（图 5-25 至图 5-27）。

（1）视盘小凹

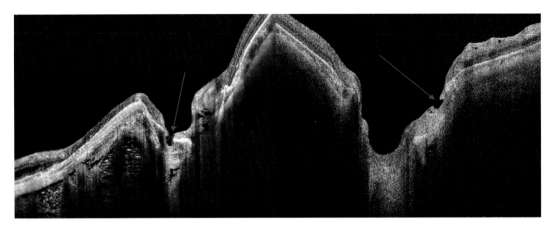

视盘小凹呈圆形或多角形，小凹常被灰白纤维胶质膜覆盖，多见于视盘颞侧或颞下方。SS-OCT 能够观察视盘相关结构的细节变化（箭头），可清晰显示视盘小凹结构。

图 5-25　SS-OCT 单线扫描

（2）视盘倾斜

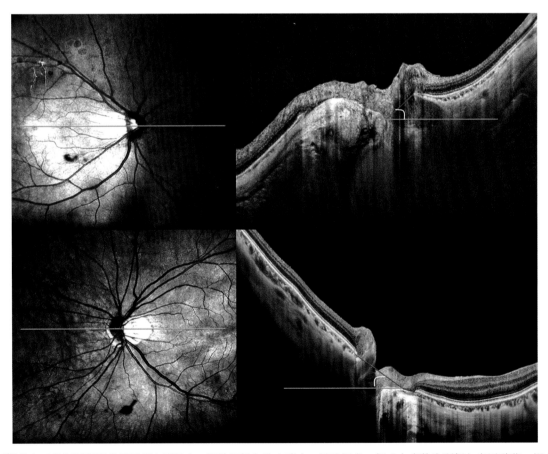

视盘倾斜是由于高度近视眼球壁后部向后突出，视神经斜向进入球内，导致视盘一侧（大多数为颞侧）向后移位；视盘水平切线下可清晰观察到视盘斜入的形态、结构。

图 5-26　SS-OCT 高分辨单线扫描

（3）视盘凹陷加深

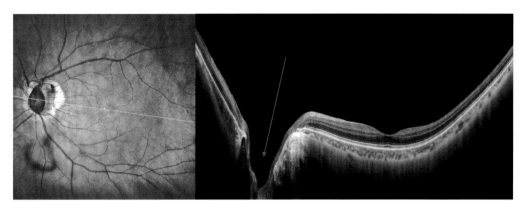

患者，女性，23 岁，高度近视（左眼 –12.00 DS），左眼可见视盘凹陷加深（箭头）。
图 5-27　SS-OCT 广角高分辨单线扫描

○ 其他

病理性近视由于独特的发病机制，使其相关病变种类繁多，除上述病理性近视相关视网膜、脉络膜、巩膜、视神经病变外，还有近些年深受学者关注的其他病变，如圆顶状黄斑、后巩膜葡萄肿、蛛网膜下腔腔隙等，OCT 表现见图 5-28 至图 5-33。

（1）圆顶状黄斑

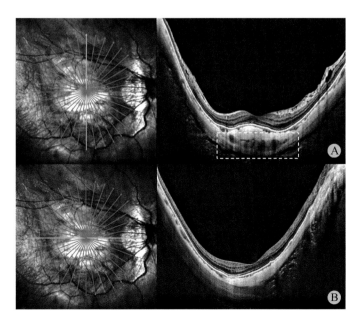

圆顶状黄斑是高度近视眼后极部结构的一种特殊形状，以黄斑区巩膜局部向内突出为特点。垂直形圆顶状黄斑是指仅垂直方向出现卵圆形圆顶，圆顶状黄斑处可见巩膜大血管（A 虚线方框）
图 5-28　SS-OCT 环形多线扫描

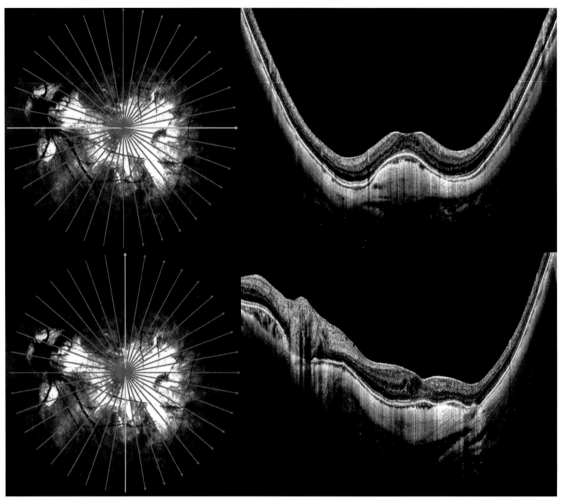

仅水平方向出现卵圆形圆顶。

图 5-29　SS-OCT 环形多线扫描

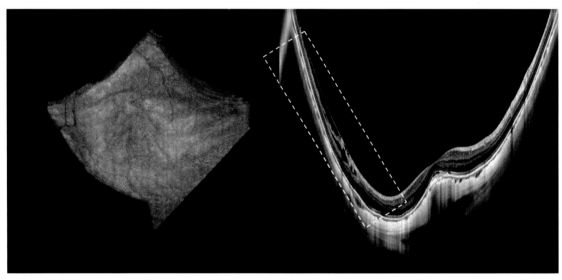

各方向均出现卵圆形圆顶，常合并视网膜劈裂（虚线方框）。

图 5-30　SS-OCT 广角高分辨单线扫描

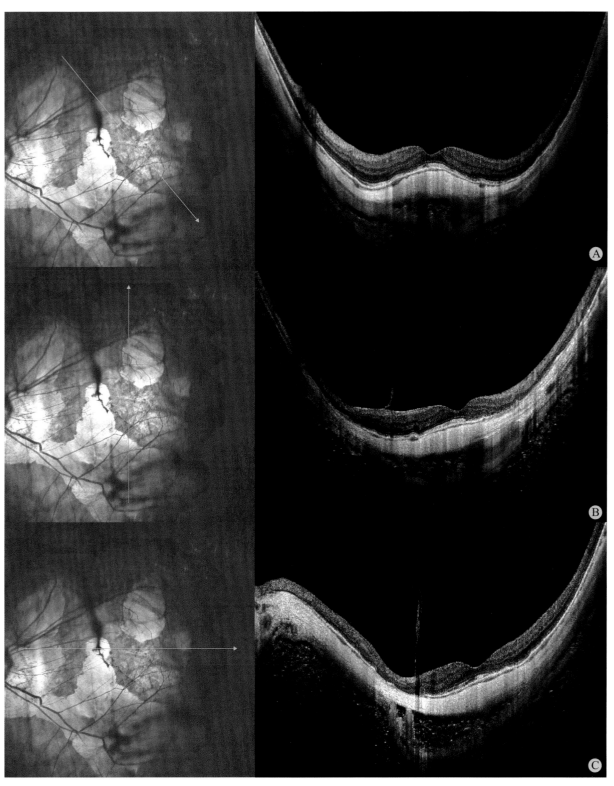

水平、垂直方向均未出现卵圆形圆顶（B、C），仅在特定的某一方向出现卵圆形圆顶（A）。

图 5-31 SS-OCT 环形多线扫描

（2）后巩膜葡萄肿

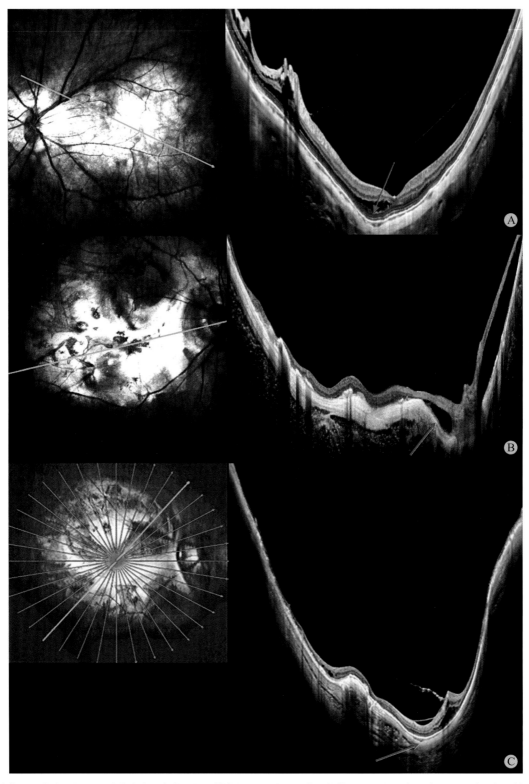

后巩膜葡萄肿是高度近视的一种并发症，高度近视眼轴拉长，导致后巩膜比较薄，向后突出会形成一个凹陷。如红箭头所示，后巩膜葡萄肿处巩膜向后膨出，使相应处的脉络膜受压变薄。A：局限的黄斑区后巩膜葡萄肿；B：视盘周围的后巩膜葡萄肿；C：B-scan SS-OCT（扫描深度 6 mm）下的黄斑区后巩膜葡萄肿。

图 5-32　SS-OCT 单线扫描及环形多线扫描

（3）蛛网膜下腔腔隙

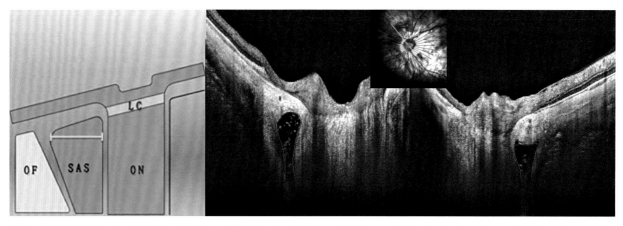

视神经被脑脊液围绕，有时蛛网膜下腔会在巩膜缘处终止于眼后壁，因此可在OCT检查中观察到。红线所画处为蛛网膜下腔腔隙，为正常的组织结构，有助于判断巩膜曲率及其他相关病变。

图 5-33　SS-OCT 环形多线扫描

参考文献

1. ITAKURA H，KISHI S，LI D，et al. En face imaging of posterior precortical vitreous pockets using swept-source optical coherence tomography. Invest Ophthalmol Vis Sci，2015，56（5）：2898-2900.

2. SCHAAL K B，PANG C E，POZZONI M C，et al. The premacular bursa's shape revealed in vivo by swept-source optical coherence tomography. Ophthalmology，2014，121（5）：1020-1028.

3. NG D S C，CHEUNG C Y L，LUK F O，et al. Advances of optical coherence tomography in myopia and pathologic myopia. Eye（Lond），2016，30（7）：901-916.

4. CICINELLI M V，PIERRO L，GAGLIARDI M，et al. Optical coherence tomography and pathological myopia：an update of the literature. Int Ophthalmol，2015，35（6）：897-902.

5. GAL-OR O，FREUND K B. Multimodal Imaging Findings in Dome-Shaped Macula. Ophthalmology，2017，124（3）：335.

6. LIANG I C，SHIMADA N，TANAKA Y，et al. Comparison of Clinical Features in Highly Myopic Eyes with and without a Dome-Shaped Macula. Ophthalmology，2015，122（8）：1591-1600.

7. OHSUGI H，IKUNO Y，OSHIMA K，et al. Morphologic characteristics of macular complications of a dome-shaped macula determined by swept-source optical coherence tomography. Am J Ophthalmol，2014，158（1）：162-170，e171.

8. FAN H，MA H，GAO R，et al. Associated factors for visibility and width of retrobulbar subarachnoid space on swept-source optical coherence tomography in high myopia. Sci Rep，2016，6：36723.

9. ISHIDA T，WATANABE T，YOKOI T，et al. Possible connection of short posterior ciliary arteries to choroidal

neovascularisations in eyes with pathologic myopia. Br J Ophthalmol, 2019, 103 (4) ：457-462.

10.　OHNO-MATSUI K，JONAS J B. Posterior staphyloma in pathologic myopia. Prog Retin Eye Res，2019，70：99-109.

11.　SHINOHARA K，MORIYAMA M，SHIMADA N，et al. Characteristics of peripapillary staphylomas associated with high myopia determined by swept-source optical coherence tomography. Am J Ophthalmol，2016，169：138-144.

12.　PAN T，SU Y，YUAN S T，et al. Optic disc and peripapillary changes by optic coherence tomography in high myopia. Int J Ophthalmol，2018，11 (5) ：874-880.

13.　OHNO-MATSUI K，FANG Y，URAMOTO K，et al. Peri-dome choroidal deepening in highly myopic eyes with dome-shaped maculas. Am J Ophthalmol，2017，183：134-140.

14.　OHNO-MATSUI K，JONAS J B，SPAIDE R F. Macular bruch membrane holes in choroidal neovascularization-related myopic macular atrophy by swept-source optical coherence tomography. Am J Ophthalmol，2016，162：133-139.

第6章　年龄相关性黄斑变性

　　年龄相关性黄斑变性（aged-related macular degeneration，AMD）是由多种因素诱发并与年龄相关的一组黄斑疾病，其共同特点是黄斑区视网膜及其下的营养结构视网膜色素上皮（retinal pigment epithelium，RPE）和脉络膜发生病变，并导致患者视功能障碍和中心视力进行性下降。该疾病可分为两种基本的亚型：新生血管性（湿性）AMD 和非新生血管性（干性）AMD。新生血管性 AMD（nAMD）的主要特征是有来自脉络膜的异常新生血管（CNV）形成，由于存在功能和结构的异常，这种异常的新生血管会导致视网膜下和视网膜层间的出血、水肿和纤维化，往往会造成患者中心视力迅速减退并出现中心视野的缺失；干性 AMD 较为普遍，表现为光感受器细胞进行性丢失和地图样萎缩的逐渐加重，其视力减退较为缓慢，但目前尚无有效的治疗手段，通常采取定期随访的方式以便及时发现和治疗并发症，阻止其向 nAMD 的转化。

非新生血管性年龄相关性黄斑变性

　　年龄相关性眼病研究（age-related eye disease study，AREDS）将非新生血管性年龄相关性黄斑变性分类如下：无 AMD（AREDS 分类 1）：AREDS 中的对照组，没有或仅有很小的玻璃膜疣（直径小于 63 μm，图 6-1）；早期 AMD（AREDS 分类 2）：同时存在多个小的玻璃膜疣和少量中等大小的玻璃膜疣（直径 63 ~ 125 μm，图 6-2），或伴 RPE 异常；中期

AMD（AREDS 分类 3）：广泛存在中等大小的玻璃膜疣，至少有一个大的玻璃膜疣（直径大于 125 μm），或者有未累及黄斑中心凹的地图样萎缩（图 6-3）；晚期 AMD（AREDS 分类 4）：累及黄斑中心凹的 RPE 和脉络膜毛细血管地图样萎缩。

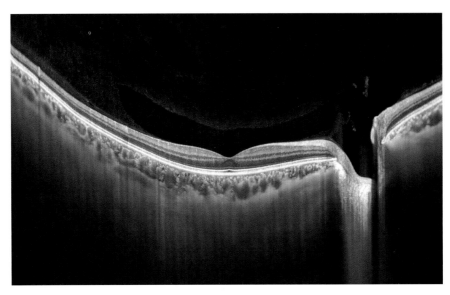

图 6-1　正常眼 OCT（Single-line HD 12 mm）

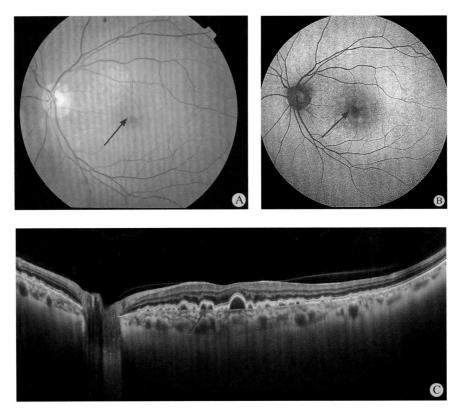

A、B：眼底彩超及自发荧光显示玻璃膜疣（箭头）；C：OCT（Single-line HD 12 mm）可见黄斑下中等大小玻璃膜疣，位于 RPE 下（箭头）。

图 6-2　玻璃膜疣 OCT

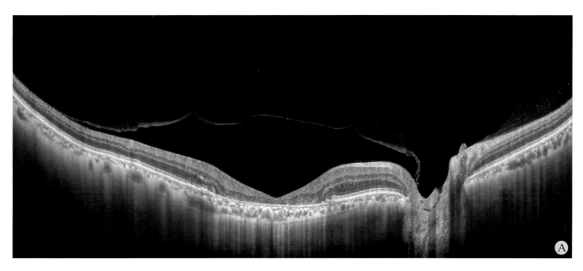

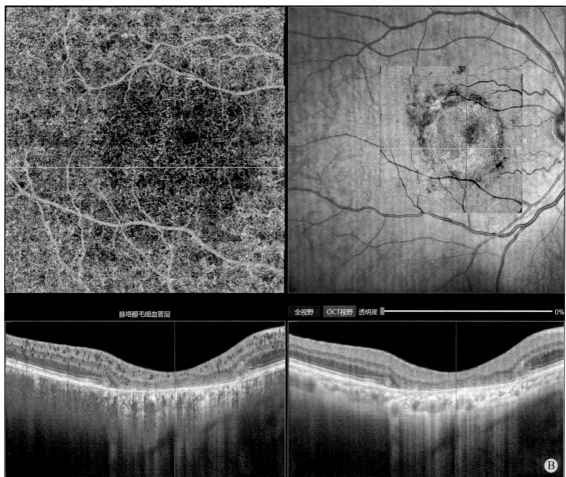

地图样萎缩，黄斑区视网膜神经上皮及 RPE 弥漫变薄萎缩（A，Single-line HD 12 mm），伴其下方脉络膜血流信号降低（B，扫描范围 6 mm×6 mm，脉络膜毛细血管层）。

图 6-3　地图样萎缩 OCT

新生血管性年龄相关性黄斑变性

新生血管性年龄相关性黄斑变性的具体表现（图 6-4 至图 6-7）：①脉络膜新生血管（CNV）。分为 1 型 CNV：未突破 RPE 层，仅存在于 RPE 下；2 型 CNV：CNV 突破 RPE 层，进入神经上皮下；3 型 CNV：视网膜血管瘤样增生型。②视网膜神经上皮或浆液性视网膜色素上皮脱离和（或）出血性脱离。③视网膜硬性渗出（由任何来源的长期渗漏所导致的继发现象）。④视网膜水肿、渗出、出血合并视网膜下膜性物。⑤盘状瘢痕。

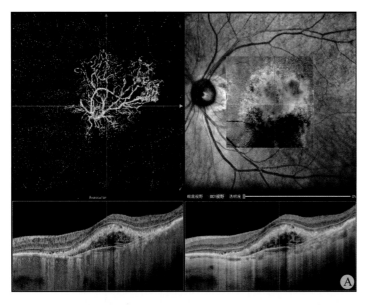

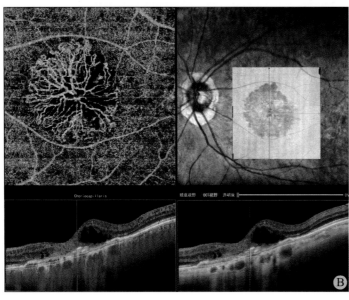

A：OCTA（扫描范围 6 mm×6 mm，无血管层），1 型 CNV，提示 CNV 位于 RPE 下；B：2 型 CNV，OCTA（扫描范围 6 mm×6 mm，脉络膜毛细血管层）提示 CNV 突破 RPE，位于神经上皮与 PRE 之间。

图 6-4　新生血管性年龄相关性黄斑变性 CNV 特点

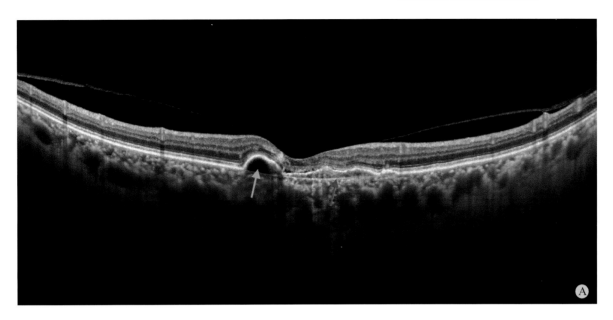

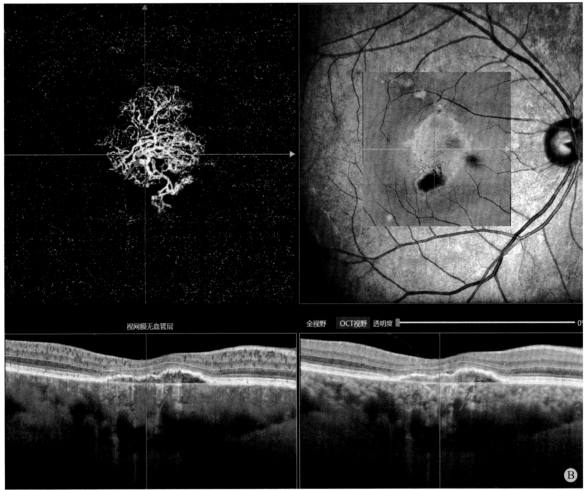

OCT 及 OCTA（扫描范围 6 mm×6 mm，无血管层）提示脉络膜新生血管，位于 RPE 下（A、B，红色箭头），周围可见浆液性视网膜色素上皮脱离（PED，蓝色箭头）。

图 6-5　OCT 及 OCTA 图像

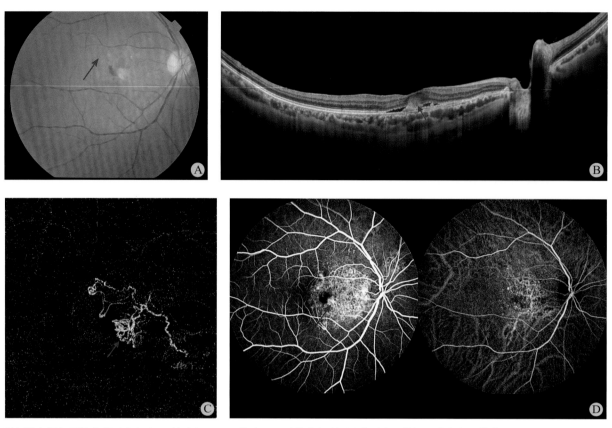

彩色眼底照相可见黄斑区出血（A，箭头），OCT 提示 CNV（箭头）及视网膜下液，伴视网膜内高反射信号，对应出血灶（B），OCTA（C，扫描范围 6 mm×6 mm，无血管层）、FFA 及 ICGA 可见清晰的 CNV 形态（D，箭头）。

图 6-6　彩色眼底照相黄斑区出血 OCT 图像

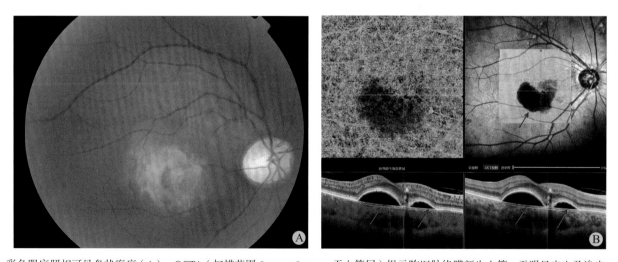

彩色眼底照相可见盘状瘢痕（A），OCTA（扫描范围 6 mm×6 mm，无血管层）提示陈旧脉络膜新生血管，无明显出血及渗出，伴视网膜及脉络膜萎缩（B）。

图 6-7　彩色眼底照相及 OCTA 图像

（1）浆液性视网膜色素上皮脱离

浆液性视网膜色素上皮脱离（pigment epithelial detachment，PED）有或无新生血管（图 6-8，图 6-9）。

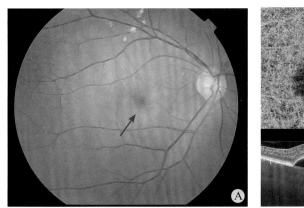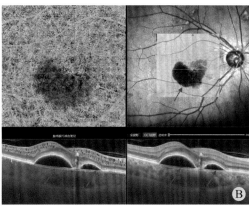

彩色眼底照相（A）及 OCTA（扫描范围 6 mm×6 mm，脉络膜毛细血管层）提示浆液性视网膜色素上皮脱离（B，箭头）。

图 6-8　彩色眼底照相及 SS-OCT 图像

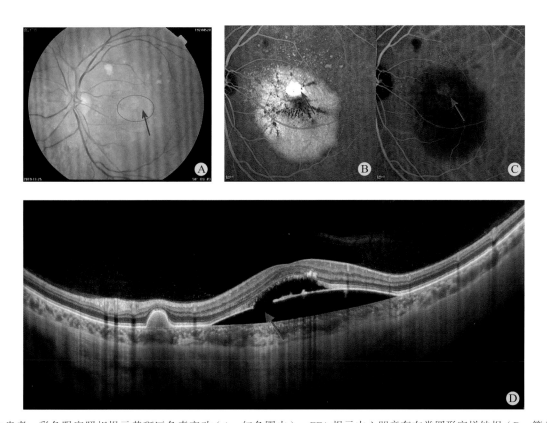

nAMD 患者，彩色眼底照相提示黄斑区色素变动（A，红色圈内）；FFA 提示中心凹旁存在类圆形窗样缺损（B，箭头）；ICGA 见窗样缺损区透见脉络膜血管（C，箭头）；OCT 提示黄斑下存在浆液性视网膜色素上皮脱离并局部视网膜色素上皮层断裂（D，箭头）。

图 6-9　彩色眼底照相、FFA、ICGA 及 SS-OCT 图像

（2）1 型 CNV（未突破 RPE 层，仅存在于 RPE 下）

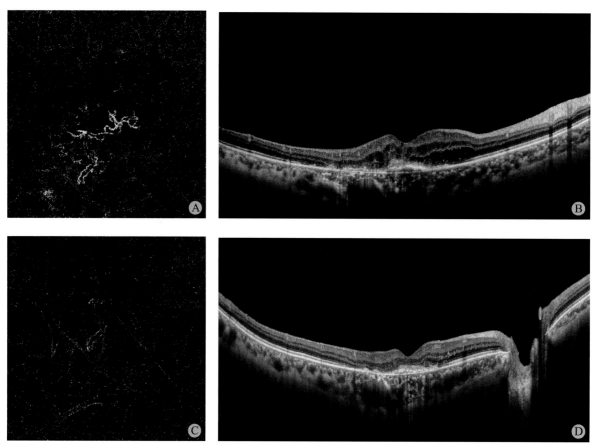

A、B：OCT 及 OCTA（扫描范围 6 mm×6 mm，无血管层）提示 1 型 CNV 伴视网膜间液，黄斑水肿；C、D：OCT 及 OCTA（扫描范围 6 mm×6 mm，无血管层）提示，经抗 VEGF 治疗后，CNV、视网膜间液及黄斑水肿消退，残留 RPE 下高反射组织。

图 6-10　1 型 CNV

（3）息肉状脉络膜血管病变

息肉状脉络膜血管病变（polypoidal choroidal vasculopathy，PCV）由 Yannuzzi 等人在 1982 年提出，以眼底橘红色病灶及后极部出血性病变为主要表现，是一种常见于亚洲人群的脉络膜血管性病变。PCV 以脉络膜异常分支血管网（branching vascular network，BVN）末端瘤样扩张，即"息肉状"病变为特征，在眼底检查中表现为特异性的橘红色病变。本病患者多表现为反复发作的血液性或浆液性视网膜色素上皮脱离（图 6-11 至图 6-20）。

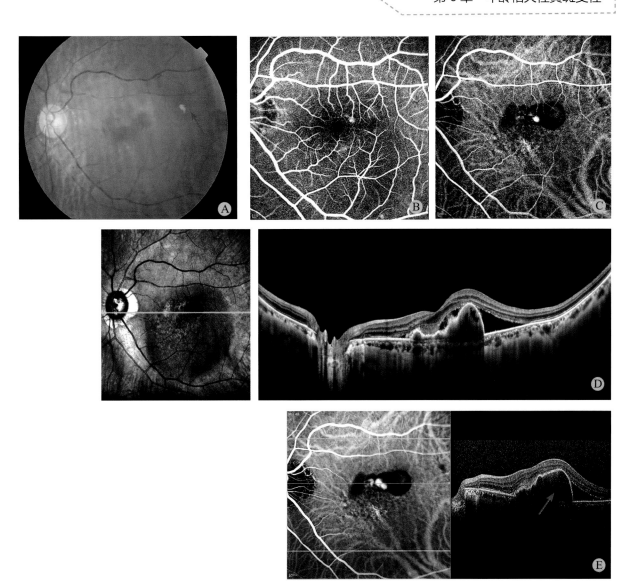

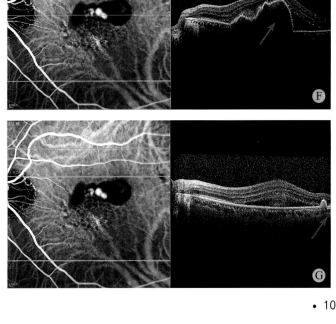

A：彩色眼底照相可见黄斑区橘红色病灶，注意黄斑区颞侧存在边界清楚但不规则的肥厚玻璃膜疣；B：FFA显示黄斑区荧光素渗漏；C：ICGA 显示 PED 边缘局部点状强荧光病灶，即息肉状病灶，注意颞下窝静脉显著扩张；D：12 mm SS-OCT 单线扫描，可见视网膜下液、PED 及 PED 切迹，PED 内密度不均，脉络膜整体厚度无显著增加，但脉络膜大血管扩张明显，后方脉络膜-巩膜边界清晰可见；E、F：ICGA 及 SD-OCT，息肉状病灶表现为局部 PED 切迹（箭头）、指状突起，脉络膜细节辨认不清，无法判断脉络膜-巩膜边界；G：SD-OCT 显示肥厚玻璃膜疣病灶。

图 6-11　左眼 PCV（69 岁男性）

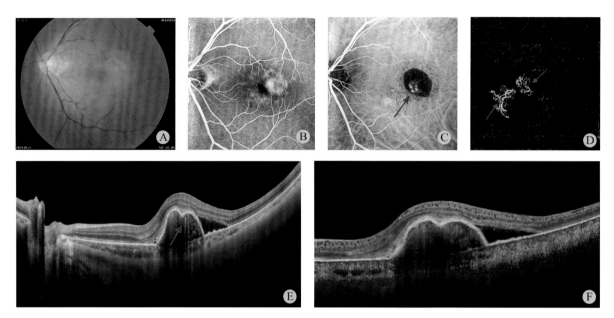

A：彩色眼底照相，后极部黄斑区可见浆液性视网膜色素上皮脱离及橘红色病灶；B、C：FFA 及 ICGA 所示荧光素渗漏、PED 及点状强荧光信号（箭头）；D：en face OCTA 示 PED 下异常血管；E：广角 SS-OCT 12 mm 水平单线扫描可见视网膜下液、PED、PED 切迹（箭头）及 PED 内高低斑驳信号影（息肉样病灶）；F：血管成像 OCT 示 PED 内异常血流信号，其中息肉样病灶位于 RPE 下方。

图 6-12　左眼 PCV（67 岁男性）

　　PCV 典型的 OCT 特征包括 PED、PED 切迹、双层征（double layer sign，DLS）、脉络膜肥厚（pachychoroid）等，偶见局灶脉络膜凹陷。视网膜下液和视网膜内液的出现表明 PCV 处于活动期，通常与荧光血管造影（fluorescein angiography，FA）渗漏处对应。光相干断层扫描血流成像（OCTA）是一种新型无创的血管成像方法。OCTA 的 BVN 检出率较高。息肉在 OCTA 上表现为 BVN 或 2 型脉络膜新生血管末端缠结的血管，但检出率文献报道不一。

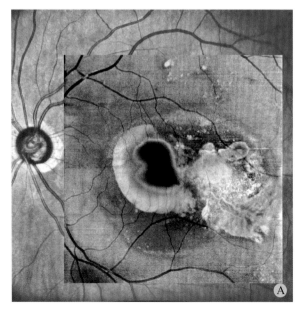
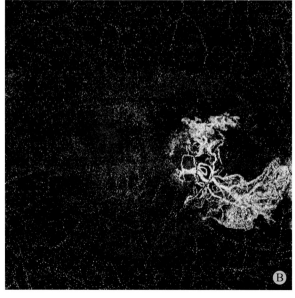

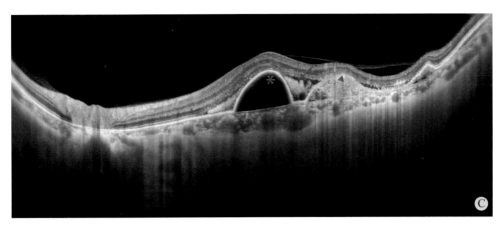

A：en face OCT 显示浆液性 PED 为规则低信号，纤维血管性 PED 为不规则密度不均质的高信号，这表明 PCV 患者的 PED 可以同时呈现多种类型；B：9 mm×9 mm SS-OCTA 显示 BVN 及周边团块状息肉样病灶；C：SS-OCT 16 mm 广角单线扫描，有浆液性视网膜色素上皮脱离（三角）及纤维血管性 PED（＊）、视网膜下血性积液（箭头）。注意本患者脉络膜局部大血管明显扩张。

图 6-13　左眼 PCV（中老年女性）

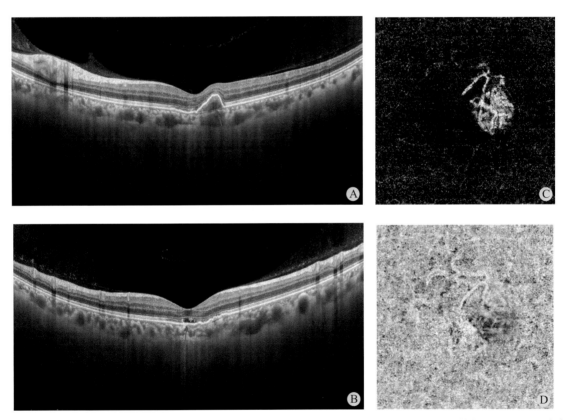

A：广角 SS-OCT 12 mm 单线扫描，可见中心凹下 PED，期内可见空泡征（箭头），脉络膜大血管扩张明显；B：广角 SS-OCT 12 mm 单线扫描（非主要病灶处），PCV 病灶起源于脉络膜内层，Bruch 膜断裂处（箭头）似有血管从脉络膜内层生长入 Bruch 膜与 RPE 之间，可见视网膜外层结构紊乱，脉络膜可见扩张大血管；C：OCTA 调整分层，使显示 PED 内血流信号，见异常血管团；D：OCTA 脉络膜毛细血管层可见粗大异常血管。

图 6-14　左眼 PCV（45 岁男性）

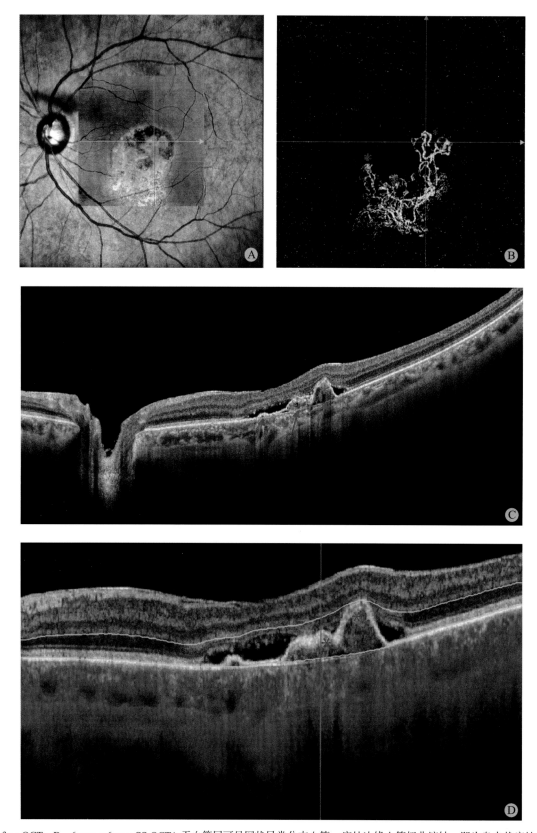

A：en face OCT；B：6 mm×6 mm SS-OCTA 无血管层可见网状异常分支血管，病灶边缘血管扭曲缠结，即为息肉状病灶（＊）；C：12 mm SS-OCT B-scan 单线扫描，病灶主要位于 RPE 及 Bruch 膜之间（箭头），息肉处病灶呈隆起的 PED，内部密度不均（＊）；D：SS-OCTA B-scan 显示 PED 内多发异常血流密度（＊），提示病灶为缠结的血管团。

图 6-15　左眼 PCV（62 岁女性）

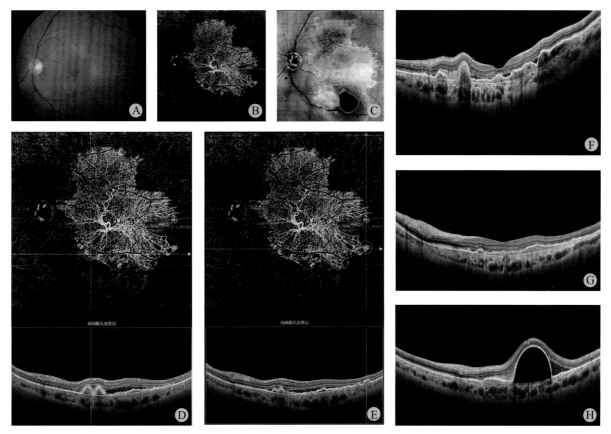

A：彩色眼底照相示橘红色病灶；B：SS-OCTA（扫描范围 12 mm×12 mm，分辨率 1024 像素 ×1024 像素）无血管层分层显示巨大的异常血管网，血管网由 BVN 粗大的中央主干分支而来，病灶末端表现为小血管缠结；C：en face OCT 示后极部巨大病灶，下方可见 PED；D、E：12 mm×12 mm SS- OCTA 显示典型息肉样病灶，en face OCTA 所示病灶为血管团缠结（圆圈），对应 B-scan 与双层征相连的 PED（箭头），RPE 下方可见血流信号；F：慢性 PCV 的 SS-OCT 12 mm 广角单线扫描，图中可看到许多 PCV 的典型特征，最显著的是超大范围的双层征（三角），其次还有指状突起（箭头）、脉络膜扩张等，双层征代表了 RPE 与 Bruch 膜之间的 BVN，而指状突起则代表了息肉样的病灶，图中还可见视网膜下液、脉络膜大血管扩张等；G：血管主干处 B-scan OCT 显示局部 Bruch 膜断裂，似可见大血管从此处进入 RPE 与 Bruch 膜之间；H：B-scan OCT 显示与 DLS 与浆液性 PED 相沟通。

图 6-16　左眼 PCV（56 岁男性）

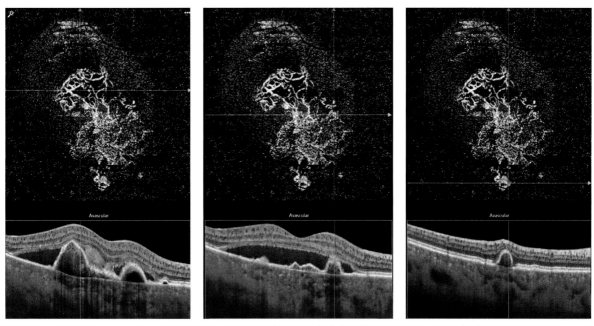

扫描模式：上半部为 6 mm×6 mm SS-OCTA，显示整个病灶的异常分支血管网（BVN）；下半部分为不同层面的 B-scan SS-OCTA。治疗前，BVN 末端存在较为杂乱的细小缠结血管团，B-scan 可见大量视网膜下液。

图 6-17　右眼 PCV 治疗前（59 岁女性）

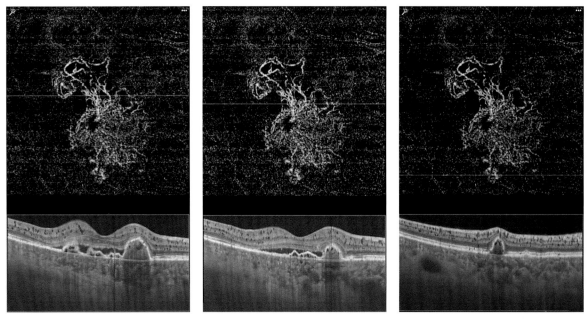

同图 6-17 患者，3 次玻璃体腔注射抗血管内皮生长因子（VEGF）药物治疗后图像。扫描模式：上半部为 6 mm×6 mm SS-OCTA，显示 BVN；下半部分为不同层面的 SS-OCTA B-scan。治疗后，BVN 末端杂乱的细小缠结血管团大部分消退，而较粗大的主干血管则对抗 VEGF 反应欠佳；B-scan 可见视网膜下液较前明显吸收，而视网膜色素上皮下的息肉样病灶消退并不显著。

图 6-18　右眼 PCV 治疗后（59 岁女性）

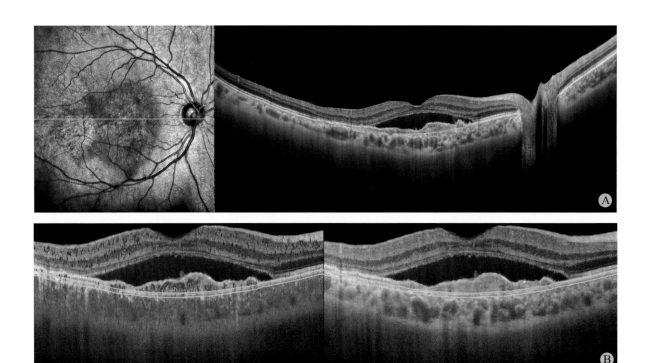

患者右眼视物变形、视力下降病史 5 余年，曾行玻璃体腔抗 VEGF 药物注射治疗 10 余次。A：SS-OCT B-scan 16 mm 广角单线扫描，显示大范围的视网膜下液及双层征。B：OCTA B-scan 显示视网膜色素上皮及 Bruch 膜之间丰富的血流信号，代表异常血管网。视网膜下液的存在表明，即使经过多次抗 VEGF 注射治疗，BVN 末端的新生血管仍有渗漏，即病灶末端仍为活动性。

图 6-19　右眼 PCV（63 岁男性）

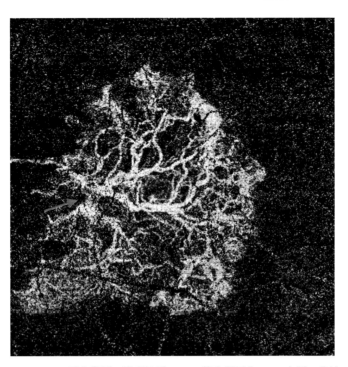

同图 6-19 患者，6 mm×6 mm SS-OCTA，无血管层，清晰显示 BVN。箭头所示为 BVN 主干，此处 BVN 突破 Bruch 膜的位置，其后病灶向各个方向长出新生血管。成熟的异常血管较为粗大，直径逐级减小，末端为缠结的新生血管团。

图 6-20　右眼 PCV（63 岁男性）

（4）2 型 CNV（突破 RPE 层，进入神经上皮下）

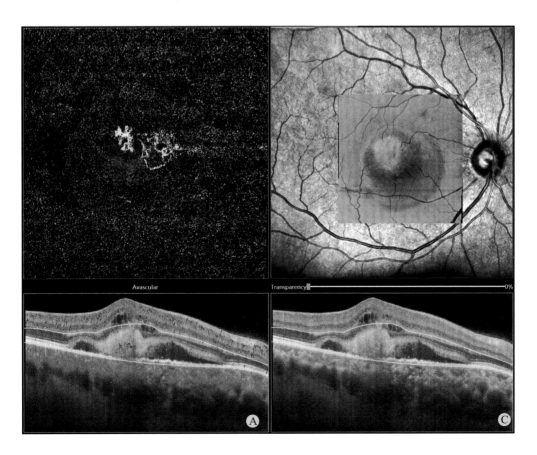

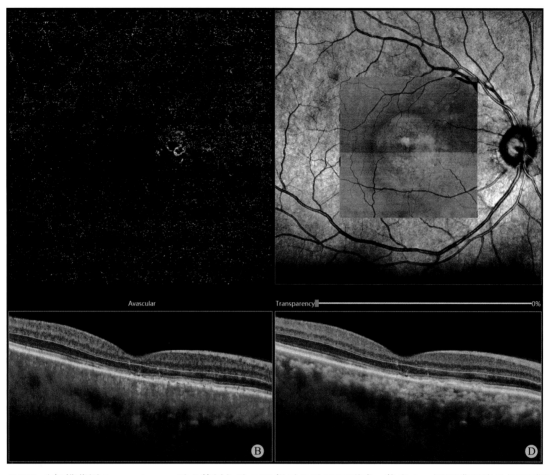

A、C：OCTA（扫描范围 6 mm×6 mm，无血管层）及 OCT 提示 2 型 CNV 形成，伴出血、视网膜下液及视网膜间液；
B、D：经过抗 VEGF 治疗后，OCTA（扫描范围 6 mm×6 mm，无血管层）及 OCT 提示 CNV 消退，出血及积液吸收，遗留 RPE 不规则改变。

图 6-21　2 型 CNV

（5）3 型 CNV（视网膜血管瘤样病变）

视网膜血管瘤样增生（retinal angiomatous proliferation，RAP）是湿性年龄相关性黄斑变性（wet age-related macular degeneration，wAMD）首次出现的另一种特殊类型，也被称为 3 型 CNV，起源于黄斑旁视网膜深层毛细血管层，以多发性小灶状视网膜内出血、PED、视网膜 – 脉络膜血管吻合为特点，对视力损害严重（图 6-22）。

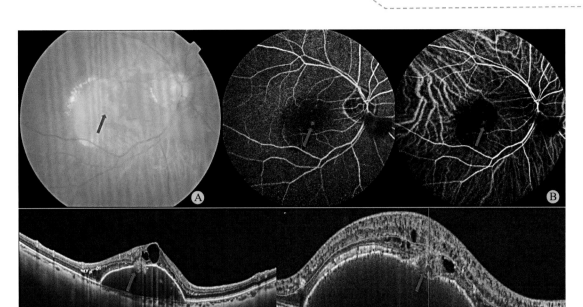

A：彩色眼底照相可见局限红色病灶（箭头）；B：FFA 及 ICGA 可见强荧光点状病灶（箭头）；C：SS-OCT 可见高反射团块（箭头），从视网膜神经纤维层穿透至 RPE 层下；D：OCTA 可显示高反射团块内血流信号（箭头）。

图 6-22　3 型 CNV

参考文献

1. KLEIN R，KLEIN B E，JENSEN S C，et al. The five-year incidence and progression of age-related maculopathy：the Beaver Dam Eye Study. Ophthalmology，1997，104（1）：7-21.

2. BRESSLER N M，BRESSLER S B，CONGDON N G，et al. Potential public health impact of age-related eye disease study results：AREDS report no. 11. Arch Ophthalmol，2003，121（11）：1621-1624.

3. PASCOLINI D，MARIOTTI S P. Global estimates of visual impairment：2010. Br J Ophthalmol，2012，96（5）：614-618.

4. Age-Related Eye Disease Study Research Group. A randomized，placebo-controlled，clinical trial of high-dose supplementation with vitamins C and E，beta carotene，and zinc for age-related macular degeneration and vision loss：AREDS report no. 8. Arch Ophthalmol，2001，119（10）：1417-1436.

5. YANNUZZI L A，NEGRÃO S，IIDA T，et al. Retinal angiomatous proliferation in age-related macular degeneration. Retina，2001，21（5）：416-434.

6. YANNUZZI LA，SORENSON J，SPAIDE R F，et al. Idiopathic polypoidal choroidal vasculopathy（IPCV）. Retina，1990，10（1）：1-8.

7. CHEUNG C M G，LAI T Y Y，RUAMVIBOONSUK P，et al. Polypoidal choroidal vasculopathy：definition，

pathogenesis，diagnosis，and management. Ophthalmology，2018，125（5）：708-724.

8. BO Q，YAN Q，SHEN M，et al. Appearance of polypoidal lesions in patients with polypoidal choroidal vasculopathy using swept-source optical coherence tomographic angiography. JAMA Ophthalmol，2019，137（6）：642-650.

（赵欣宇　罗明月）

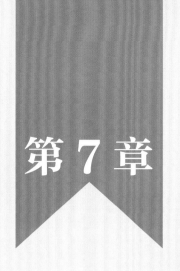

第7章 中心性浆液性脉络膜视网膜病变

中心性浆液性脉络膜视网膜病变（central serous chorioretinopathy，CSC），简称中浆，好发于 40 ～ 50 岁的中年人群，男性多于女性，大多数单眼发病，也有双眼发病者，以黄斑区神经视网膜浆液性脱离为主要特征。

既往认为，中浆的发病机制主要在于视网膜色素上皮屏障功能的破坏，随着眼底影像学检查手段的进步，脉络膜增厚及高渗透性在发病机制中的重要作用日益凸显。

中浆的诊断主要依靠荧光素眼底血管造影（fundus fluorescein angiography，FFA）和吲哚菁绿血管造影（indocyanine green angiography，ICGA）。

如今，OCT 已成为中浆首要的诊断方法。尤其是 SS-OCT 和 SS-OCTA，由于其脉络膜成像能力突出，有助于将中浆与 Vogt– 小柳 – 原田综合征、视盘小凹等疾病鉴别开来，并且由于其在分析脉络膜厚度、脉络膜血管形态、脉络膜血管密度等方面功能强大，已经越来越广泛地应用到临床及科研中。

SVision OCT 属于扫频源 OCT，其波长在 1050 nm，主要优势在于穿透力强、深部结构显示清晰，并且扫描速度快、范围广，对于中浆病情和治疗效果的评估，都有重要价值。

病例 1

病史：女性，46 岁，右眼视物变形、视力下降 2 个月，裸眼视力 0.3，既往 SLE 病史，长期口服激素，目前剂量 5 mg/d（图 7-1）。

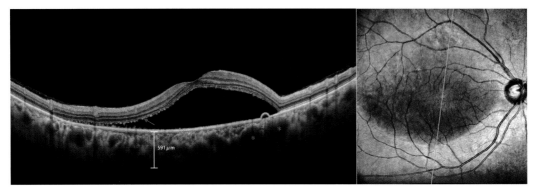

扫描模式：Single-line HD OCT。右眼黄斑区浆液性视网膜脱离，最大直径 9.56 mm，黄斑中心凹外其颞下方可见局限 PED，符合中浆诊断。神经视网膜外表面及视网膜色素上皮内表面可见多发点状高反射信号（箭头），但视网膜色素上皮信号尚完整，提示病程稍长。脉络膜明显增厚，中心凹下脉络膜厚度 591 μm（垂直测量），脉络膜肥厚现象明显，尤其是色素上皮脱离下方可见两处粗大扩张的脉络膜大血管（＊）。

图 7-1　病例 1（患者 46 岁）

病例 2

病史：男性，38 岁，右眼视物模糊 1 年，矫正视力 0.5，既往史无特殊（图 7-2）。

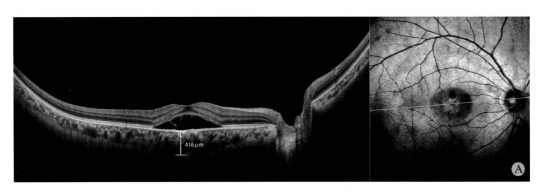

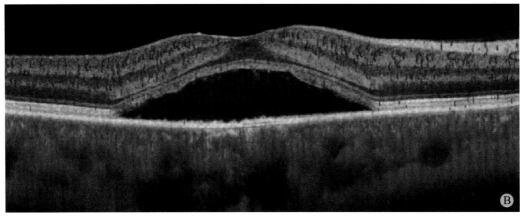

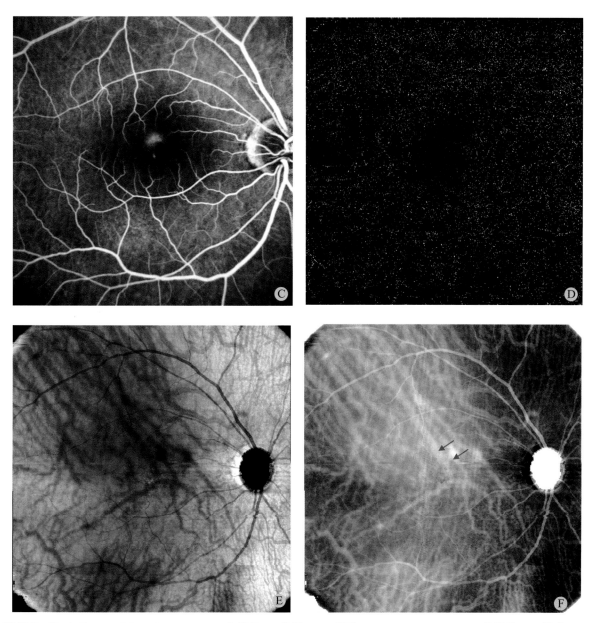

扫描模式：Single-line HD OCT，6 mm×6 mm，分辨率 512 像素 ×512 像素 OCTA；12 mm×12 mm，分辨率 1024 像素 ×1024 像素 OCTA。A：Single-line HD OCT B-scan 显示右眼黄斑区浆液性视网膜脱离，符合中浆诊断，神经视网膜下浆液内较多高反射信号，视网膜色素上皮信号不规整（箭头），其下脉络膜信号部分增强、透见，提示病程迁延不愈，已出现萎缩性的视网膜色素上皮病变，色素上皮改变在红外光眼底照相上显示更为清晰。尽管脉络膜增厚不明显，中心凹下脉络膜厚度为 416 μm，但其内部分大血管扩张明显，提示脉络膜循环高压力（＊）。B：6 mm×6 mm OCTA 扫描在断层图像上叠加血流信号，可见视网膜色素上皮附近未见异常血流信号，脉络膜毛细血管血流信号密集，深层脉络膜大血管流空现象明显。C：FFA 见墨迹样渗漏。D：6 mm×6 mm OCTA 外层视网膜图像，该处外层视网膜无异常血流信号或可疑 CNV。E：12 mm×12 mm en face OCT 脉络膜图像，可清晰显示右眼后极部多条扩张、陡直的脉络膜大血管，反转后图像（F）可取得与 ICG 造影早期类似的效果，血管细节较 ICG 造影更为清晰，与病变相关的脉络膜大血管明显扩张（箭头）。

图 7-2　病例 2（患者 38 岁）

病例 3

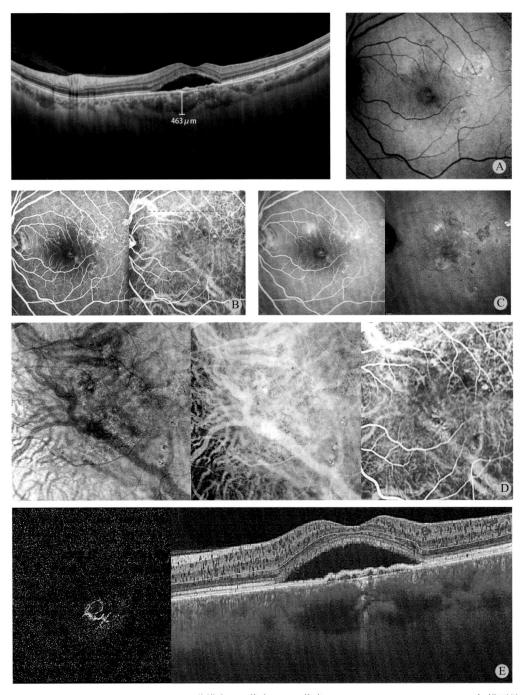

扫描模式：Single-line HD OCT，6 mm ×6 mm，分辨率 512 像素 ×512 像素 OCTA。A：Single-line HD OCT 扫描可见左眼黄斑区浆液性视网膜脱离，其下可见扩张、肥厚的脉络膜血管，符合中浆诊断。视网膜色素上皮波浪状隆起，色素上皮下不均质点状高反射，中心凹下方脉络膜信号不均匀透见，考虑为脉络膜肥厚相关视网膜色素上皮病变（pachychoroid pigment epitheliopathy，PPE），CNV 不能除外。从自发荧光图像可以清晰看出左眼色素上皮病变广泛存在。B：造影早期，FFA 见后极部多发点状强荧光，ICGA 见后极部粗大脉络膜血管，伴多处血管透见。C：FFA 晚期见中心凹处强荧光稍有扩大增强，可疑 CNV，但显示不够清晰；中心凹鼻上方强荧光墨迹样渗漏，考虑为色素上皮屏障功能破坏所致渗漏，其余强荧光为背景荧光透见。ICGA 晚期见黄斑中心凹鼻上染料渗漏，背景荧光增强，提示脉络膜高渗透性。D：6 mm ×6 mm en face OCT 图像可见后极部有一条扩张、膨隆的脉络膜大血管穿过黄斑中心凹下方（左）；反转图像中，脉络膜大血管显示为白色（中）；同一扫描部位的 ICG 造影早期图像（右）（第二行红框范围内图像）。与 ICG 图像相比，en face OCT 图像对脉络膜大、中血管的走行、扩张状态显示更为清晰。E：6 mm ×6 mm OCTA 图像可见外层视网膜出现异常血流信号（左），在 B-scan 中叠加血流（右）可以看出，异常血流出现在视网膜色素上皮与 Bruch 膜之间，考虑为 CNV。

图 7-3　病例 3（患者左眼黄斑区浆液性视网膜脱离）

病例 4

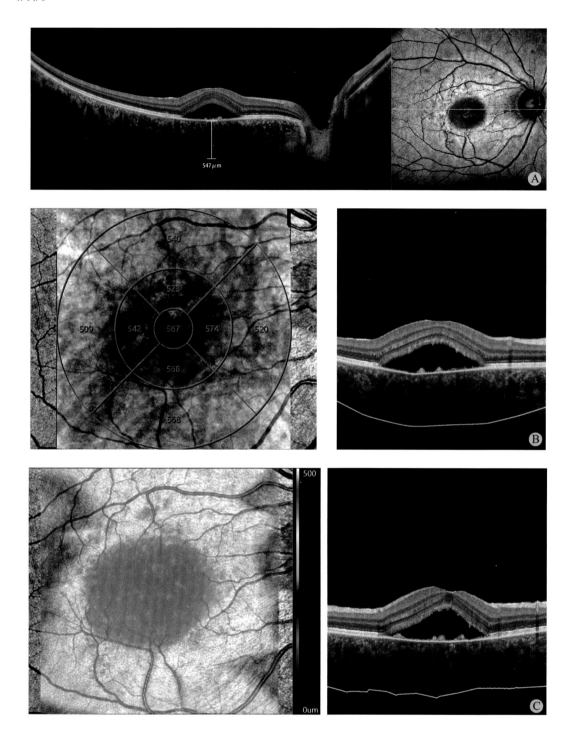

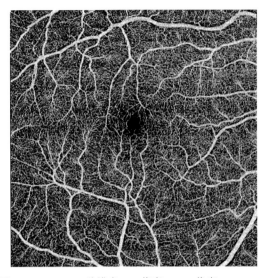

扫描范围 6 mm×6 mm，分辨率 512 像素 ×512 像素 OCTA。A：OCT 显示右眼黄斑区浆液性视网膜脱离，符合中浆诊断，脉络膜弥漫增厚，中心凹下脉络膜厚度为 547 μm。B：脉络膜厚度分析，内置软件可自动识别扫描范围内每一位置的脉络膜巩膜交界面，并据此给出黄斑中心凹、中心凹旁、中心凹外各个区域内的脉络膜厚度值。C：脉络膜厚度图，内置软件可自动识别扫描范围内每一位置的脉络膜巩膜交界面，并据此绘制脉络膜厚度热力图。D：6 mm×6 mm OCTA 扫描，视网膜全层 OCTA 图像，未见明显异常血流信号（左）；脉络膜毛细血管层可见多灶性低血流信号区（右），这一现象在中浆中是比较常见的，提示中浆不仅存在脉络膜大血管高灌注，可能还存在脉络膜毛细血管循环障碍。

图 7-4　病例 4（患者右眼黄斑区浆液性视网膜脱离）

病例 5

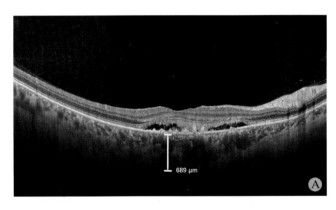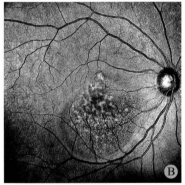

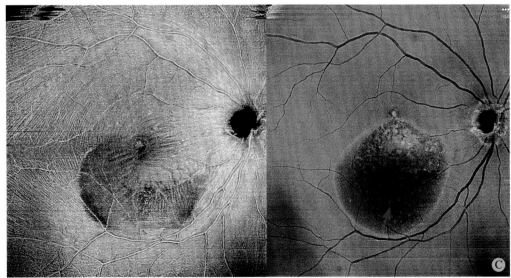

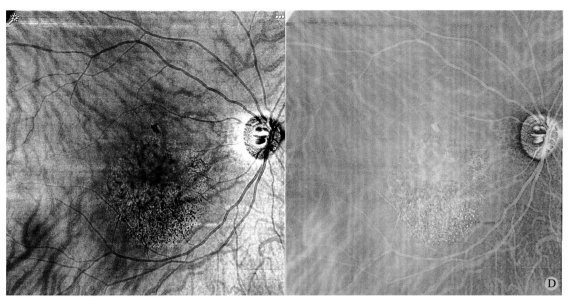

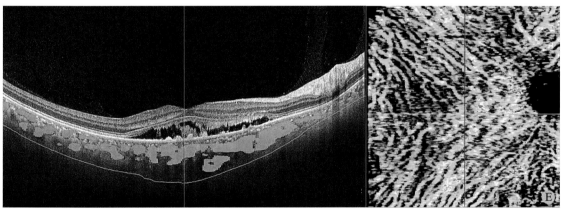

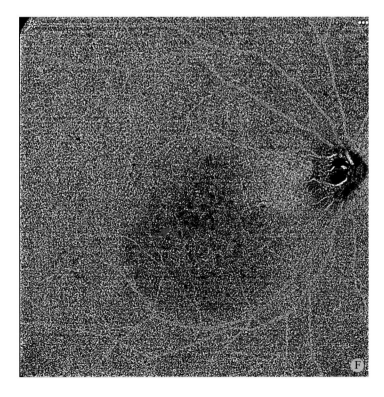

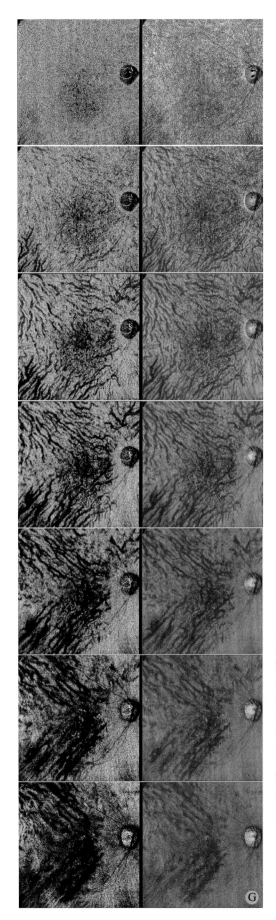

扫描模式 12 mm 放射线 OCT 扫描，12 mm×12 mm，分辨率 1024 像素 ×1024 像素 OCTA。A：OCT 显示右眼黄斑区浆液性视网膜脱离，神经视网膜下较多中等信号物质沉积，广泛视网膜色素上皮改变，中心凹下脉络膜厚度为 689 μm，部分脉络膜大血管扩张明显，符合中浆诊断。B：cSSO 图像显示视网膜浆液性脱离范围，其内信号不均，与色素上皮改变及视网膜下沉积物有关。C：视网膜神经纤维层（左）en face OCT 可清晰展现神经纤维走行，浆液性脱离区神经纤维走行发生改变；视网膜色素上皮层（右）en face OCT 可清晰地展现浆液性脱离范围，以及广泛的点状色素上皮改变（箭头）。D：脉络膜层 en face OCT（左）能清晰勾勒脉络膜大血管走行，其反转图像（右）可类比吲哚菁绿血管造影，且血管细节更加清晰。E：脉络膜血流指数（CVI）计算。内置软件可自动识别扫描范围内脉络膜大血管管腔（左），并据此计算脉络膜血流指数。黄斑区脉络膜血流指数偏高的部位在热力图上显示为黄色及红色（右）。F：脉络膜毛细血管层 OCTA 图像，可见脉络膜毛细血管层存在多处点状低血流信号区（箭头）提示脉络膜毛细血管循环障碍。G：脉络膜不同深度 OCTA 及 en face OCT 图像，成像深度依次为 Bruch 膜下 50 μm、100 μm、150 μm、200 μm、250 μm、300 μm、350 μm。脉络膜大血管在 OCTA 和 en face OCT 图像上均表现为深色条纹，黄斑区脉络膜大血管扩张在脉络膜深层 OCTA 图像上表现极为明显。

图 7-5　病例 5（患者右眼黄斑区浆液性视网膜脱离）

（王尔茜）

第8章 糖尿病视网膜病变

光相干断层扫描可以显示糖尿病视网膜病变（diabetic retinopathy，DR）的结构改变，包括视网膜形态欠规则、萎缩、新生血管与增生膜形成、出血，以及视网膜内高反射点、水肿、渗出、积液等。光相干断层扫描血流成像可以通过显示血流进而显示 DR 血管改变，包括毛细血管丢失、微血管瘤、黄斑拱环破坏致黄斑中心凹无血管区面积扩大、无灌注区、新生血管等。SS-OCT 因其穿透性强，即使有玻璃体腔积血，有时也可获得清晰的图像。此外，OCTA 定量分析可以更好地说明视网膜毛细血管的改变，包括血管分形维度增加、黄斑中心凹无血管区面积扩大、周长扩大与圆度系数下降、无血管区增加等。

微血管瘤

微血管瘤是临床诊断糖尿病视网膜病变的早期体征，在 OCTA 中而非 OCT 中更易识别。由于微血管瘤内血流可能紊乱或停止，难以被 OCTA 探测到，因此，OCTA 中微血管瘤数量少于荧光素眼底血管造影中数量。微血管瘤可见于浅层及深层视网膜，多见于视网膜深层毛细血管网。微血管瘤在 OCTA 图像中表现为局部扩张、扭曲的囊腔，呈中高信号（图 8-1，图 8-2）。超广角 SS-OCTA 图像，目前技术足以显示微血管瘤（图 8-3）。

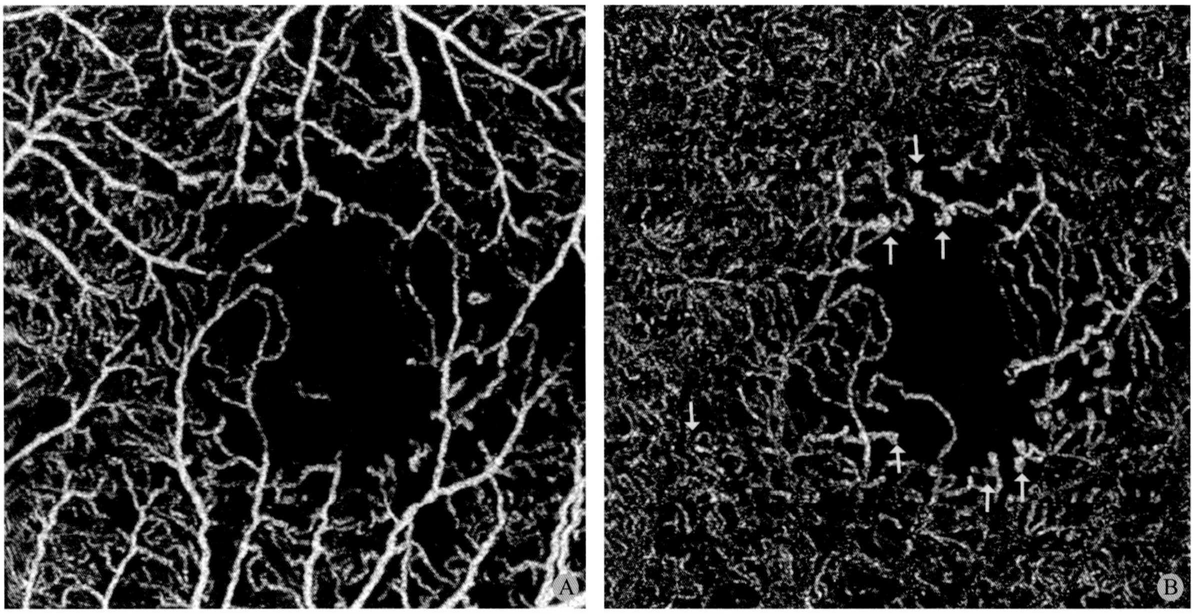

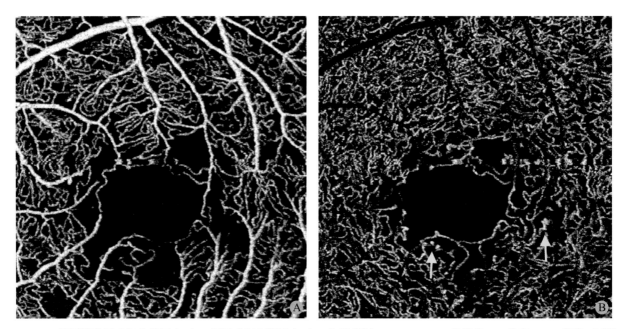

SS-OCTA 视网膜浅层毛细血管网（A）、深层毛细血管网（B），扫描范围 3 mm×3 mm，分辨率 512 像素 ×512 像素。可见散在毛细血管形态扭曲缠结，局部扩张微血管瘤样中高信号（黄色箭头）。黄斑拱环破坏，形态不规则；局部视网膜浅层与深层毛细血管丢失（深层重于浅层）。

图 8-1　SS-OCTA 视网膜图像

SS-OCTA 视网膜浅层毛细血管网（A）、深层毛细血管网（B），扫描范围 3 mm×3 mm，分辨率 512 像素 ×512 像素。可见散在局部扩张微血管瘤样中高信号（黄色箭头）。

图 8-2　SS-OCTA 视网膜图像

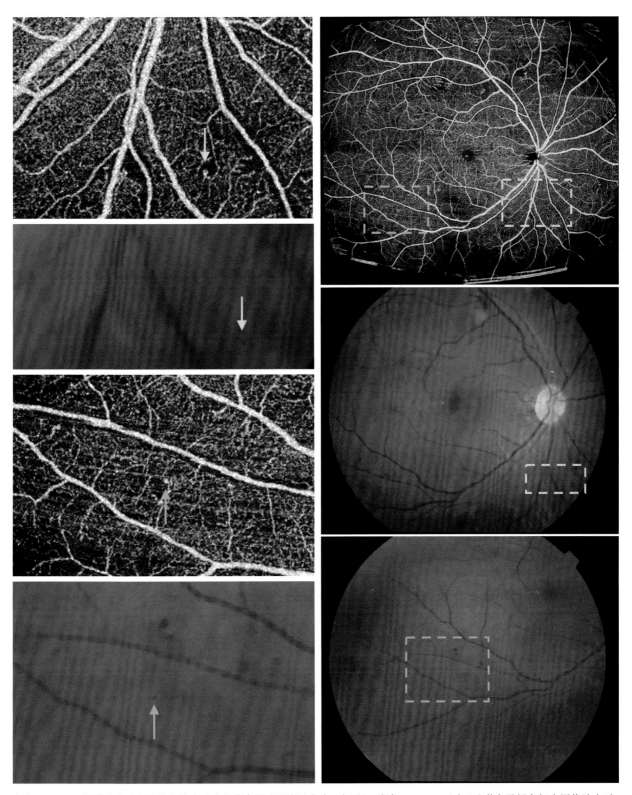

广角 SS-OCTA 图像（右上）及微血管瘤对应的彩色眼底照相（右中、右下）。广角 SS-OCTA（右上）黄色及绿色框内图像放大后，可见与彩照（右中、右下）中黄色及绿色框内对应的微血管瘤（左列图中黄色箭头、绿色箭头）。

图 8-3　广角 SS-OCTA 与彩色眼底照相对比

○ 渗出

糖尿病损伤视网膜血管壁，导致血－视网膜屏障破坏，含有脂质的血清成分漏出进入视网膜。OCT 中表现为中高信号点团状影，初见于外丛状层，后可累及视网膜全层（图 8-4 至图 8-6）。部分积液吸收后也残留渗出。

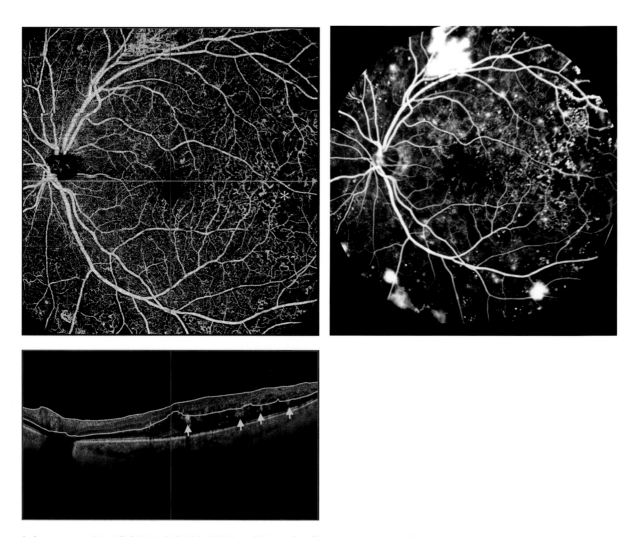

广角 SS-OCTA 视网膜内层（含浅层与深层）血管网及玻璃体（左上 en face 图像，左下 B-scan 图像），扫描范围 12 mm × 12 mm，分辨率 1024 像素 ×1024 像素。左下 B-scan 图中视网膜弥漫性增厚、水肿，绿色箭头所示点团状中高信号影即为视网膜内渗出。此外，en face OCTA 图像见大量小片无灌注区（＊），其周围视网膜毛细血管扭曲、扩张，上方及下方团片状新生血管形成（红色箭头），与右图 FFA 图像基本一致。

图 8-4　广角 SS-OCTA 与 FFA 对比

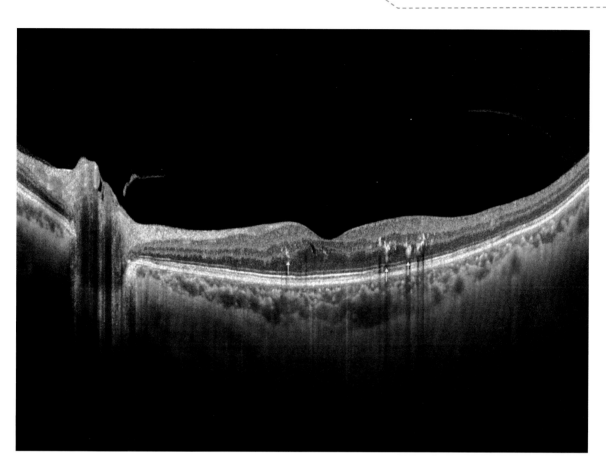

可见内丛状层至外丛状层团片状高信号影（黄色箭头）渗出。

图 8-5 SS-OCT 12 mm 单线扫描

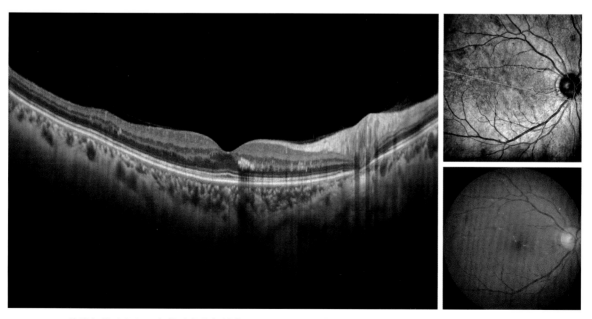

SS-OCT 12 mm 单线扫描（左），与其对应的扫描截面（右上）及彩色眼底照相（右下）。OCT 图像中可见黄斑区渗出，基本
位于外丛状层。

图 8-6 SS-OCT 12 mm 单线扫描

○ 水肿及积液

糖尿病视网膜病变的水肿及积液主要包括黄斑囊样（cystoid）水肿（图 8-7，图 8-8）、弥漫的海绵样（sponge-like）水肿（图 8-9，图 8-10）及视网膜下液（图 8-11，图 8-12）。由于视网膜血管通透性增加及局部缺血导致视网膜水肿，累及视力的主要类型为黄斑囊样水肿。黄斑囊样水肿的主要原因为微血管瘤渗漏或血管闭塞，海绵样水肿的主要原因为后极部扩张的毛细血管广泛渗漏，二者均表现为视网膜增厚，OCT 中表现为视网膜外丛状层及内丛状层内中 – 低信号类圆形囊腔，其囊腔在 OCTA 中可表现为局部无信号或与囊腔对应的低信号。当存在明显的细胞内水肿时，可表现为浅层视网膜团块样中高信号影，多对应棉絮斑，本质为视网膜细胞梗死后水肿（图 8-11）。需要注意视网膜下液、糖尿病黄斑水肿视网膜内积液密度稍高时，可表现为对应 OCTA 层次片状中低信号（图 8-12），其成因不详。有观点认为是积液内分子运动导致，但 OCTA 分辨率远大于分子直径，因此该说法有待证实；亦有观点认为是积液内物质高反射，形成类似 RPE 导致的投射伪影。

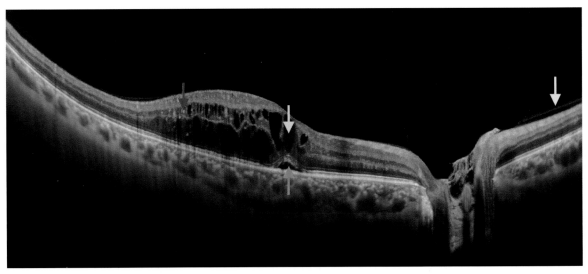

可见鼻侧玻璃体部分后脱离（黄色箭头），黄斑囊样水肿（绿色箭头），不同囊腔内反射信号强度不同，视网膜内核层、外核层中 - 低反射囊腔及点状中高信号影（渗出）（红色箭头），中心凹视网膜下积液（蓝色箭头）。

图 8-7　SS-OCT 16 mm 广角单线扫描

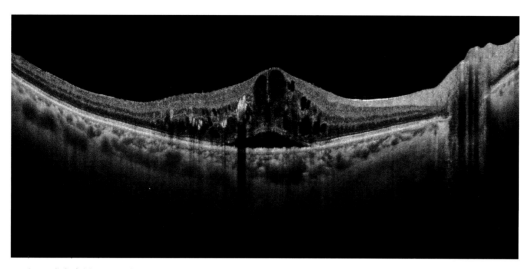

可见视网膜内囊样积液及渗出，中心凹处视网膜下液。囊样积液不同，囊腔液体密度不同，表现为灰度不同。

图 8-8　SS-OCT 12 mm 单线扫描

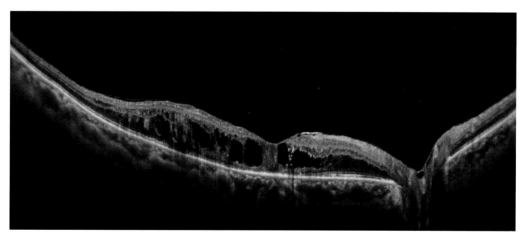

可见视网膜呈弥漫水肿，中心凹外视网膜形成弥漫的小囊腔，呈海绵状。

图 8-9　SS-OCT 12 mm 单线扫描

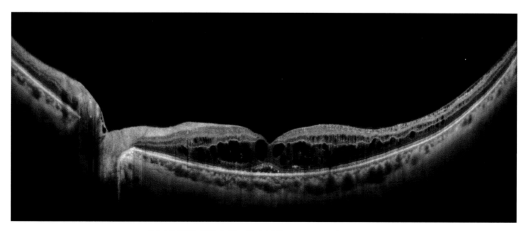

可见弥漫的海绵状水肿，伴少量中心凹下视网膜下液形成。

图 8-10　SS-OCT 12 mm 单线扫描

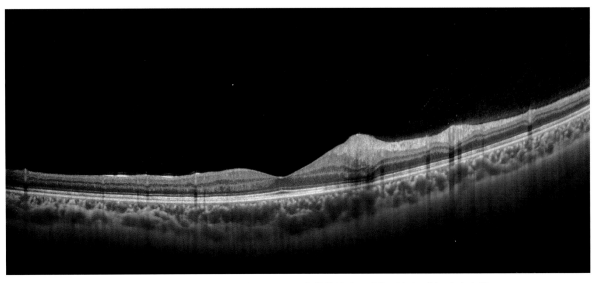

中心凹右侧视网膜神经纤维层局部呈团块样中等信号影，常提示视网膜细胞内水肿。

图 8-11　SS-OCT 12mm 单线扫描

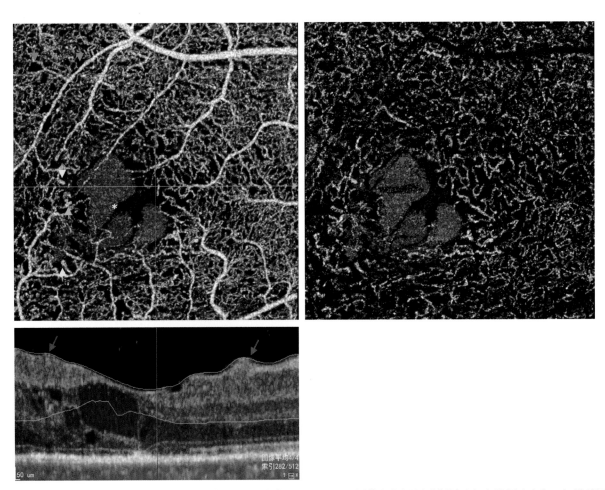

SS-OCTA 视网膜内层（含浅层与深层）血管网（左，包括 B-scan OCTA 图像）与视网膜深层毛细血管网（右），扫描范围 3 mm×3 mm，分辨率 512 像素 ×512 像素。可见黄斑区视网膜深层毛细血管网层次见片状中低信号（红色箭头），与 B-scan OCT（下）中视网膜内积液对应，B-scan OCT 中可见内层视网膜表面形态不规则，为微血管瘤或毛细血管渗漏导致视网膜局部水肿（红色箭头）。还可见黄斑区拱环破坏，黄斑中心凹无血管区（FAZ）扩大（*），周围毛细血管丢失（蓝色箭头），散在微血管瘤样中高信号（黄色箭头），部分视网膜毛细血管可疑扩张（绿色箭头）。

图 8-12　SS-OCTA 视网膜图像

毛细血管破坏

　　糖尿病视网膜病变的毛细血管破坏主要包括拱环扩大及无灌注区形成。实际上，在 DR 出现早期临床表现之前便已发生微血管病变，该病变贯穿视网膜病变的发展。OCT 难以直接显示该病变，OCTA 可以显示毛细血管破坏、丢失。然而，OCTA 水平分辨率数值大于部分视网膜毛细血管管径数值，导致部分毛细血管无法显示或部分毛细血管在 OCTA 图像中变宽，这可能会影响图片的判读。视网膜血管破坏在 OCTA 表现为局部毛细血管稀疏，盲端增加，发生在黄斑拱环则为连续性破坏以致黄斑中心凹无血管区（FAZ）面积增加，较严重者形成无灌注区（图 8-13 至图 8-15）。现认为 OCTA 也可观察到脉络膜毛细血管低灌注或无灌注区（图 8-16）。

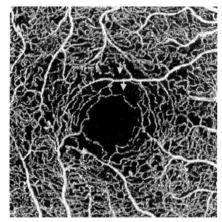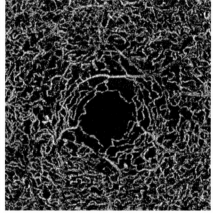

SS-OCTA 视网膜内层（含浅层与深层）血管网（左）与视网膜深层毛细血管网（右），扫描范围 3 mm× 3 mm，分辨率 512 像素 ×512 像素。可见散在视网膜毛细血管丢失，提示毛细血管破坏。图像中拱环左侧微血管瘤形成，视网膜深层毛细血管层图像（右）中明显。

图 8-13　SS-OCTA 视网膜图像

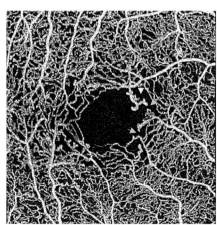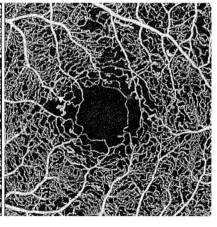

SS-OCTA 视网膜浅层毛细血管网，扫描范围 3 mm×3 mm，分辨率 512 像素 ×512 像素。左图、右图分别为同一患者的右眼、左眼黄斑图像。可见右图黄斑拱环不完整（绿色箭头），双眼拱环外局部毛细血管丢失，拱环旁毛细血管扩张、扭曲、缠结（黄色箭头），或呈"出芽状"从视网膜毛细血管上萌出（红色箭头）。

图 8-14　SS-OCTA 视网膜图像

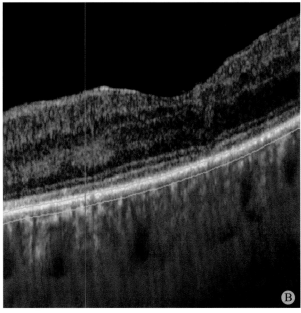

SS-OCTA 脉络膜毛细血管层 en face OCTA 图像（A）及 B-scan OCTA 图像（B），扫描范围 3 mm×3 mm，分辨率 512 像素×512 像素。脉络膜毛细血管层可见散在多量斑状低信号，提示发生脉络膜毛细血管丛丢失。绿线处 B-scan OCTA 图像（B），粉线为两张图像对应层面，en face 图像中见绿线与粉线相交处脉络膜毛细血管丛血流信号低，B-scan 图像中未见遮挡伪影，提示该处确实发生脉络膜毛细血管低灌注或无灌注。

图 8-15 SS-OCTA 脉络膜毛细血管层图像

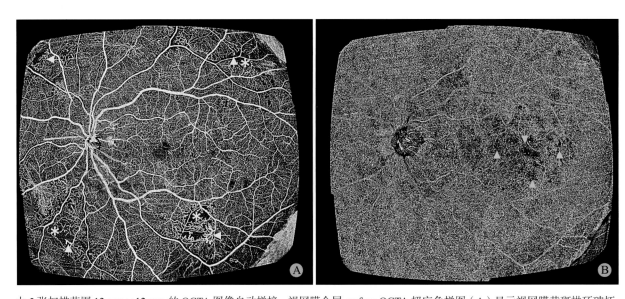

由 5 张扫描范围 12 mm×12 mm 的 OCTA 图像自动拼接。视网膜全层 en face OCTA 超广角拼图（A）显示视网膜黄斑拱环破坏，散在无灌注区（*），其周视网膜毛细血管扭曲扩张（视网膜内微血管异常，黄色箭头）、新生血管形成（红色箭头）；脉络膜毛细血管层 en face OCTA 超广角拼图（B）显示脉络膜毛细血管局部无灌注或低灌注（绿色箭头）。

图 8-16 超广角 SS-OCTA 拼图

◯ 视网膜内微血管异常

视网膜内微血管异常（intraretinal microvascular abnormalities，IRMA）是判断重度非增生期 DR 的标志之一，常见于无灌注区旁，为视网膜血管扩张或异常分支形成的分流血管，以滋养无灌注区，部分 IRMA 有发展为新生血管（neovascularization，NV）的可能。与彩色眼底照相或眼底镜检查相比，IRMA 更易被 en face OCTA 观察到，表现为无灌注区旁视网膜内（可根据 B-scan OCTA 确定层次）血管扩张或成环（图 8-17）。

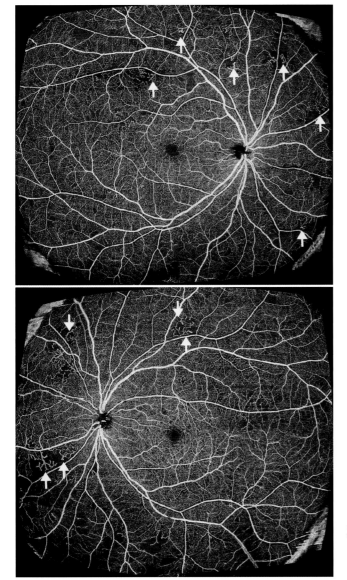

由 5 张扫描范围 12 mm × 12 mm 的 OCTA 图像自动拼接。患者双眼黄斑拱环不完整，散在局部视网膜血管丢失，血管弓附近及之外无灌注区范围较大，可见视网膜血管扩张、扭曲、成环，为视网膜内微血管异常（黄色箭头）。

图 8-17　超广角 SS-OCTA 拼图

○ 新生血管及出血

新生血管（new vessels，NV）提示糖尿病视网膜病变进入增殖期，根据新生血管位置可分为视盘新生血管（视盘及视盘旁一个视盘直径内范围的 NV）和视网膜新生血管（前者以外区域的 NV）。OCTA 是无创检测 NV 的灵敏方法，表现为视网膜上方血管组织（图 8-18 至图 8-23），易发生视网膜前或玻璃体腔出血（图 8-24 至图 8-26）。

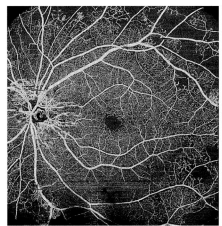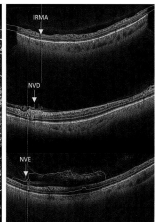

广角 SS-OCTA 视网膜内层（含浅层与深层）血管网及玻璃体（左：en face 图像；右：B-scan 图像），扫描范围 12 mm×12 mm，分辨率 1024 像素 ×1024 像素。可见黄斑拱环破坏，中心凹无血管区扩大，血管弓外大片无灌注区。en face OCTA 图像中红色十字对应异常血管，从上至下依次为视网膜内微血管异常（IRMA）、视盘新生血管（NVD）、其他部位新生血管（NVE），对应 B-scan OCTA 图像可见异常血流分别位于视网膜内、视网膜前，下方新生血管与玻璃体后皮质相连，形成局部牵拉。

图 8-18　广角 SS-OCTA 视网膜内层

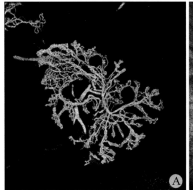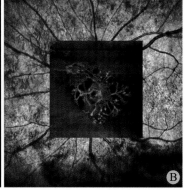

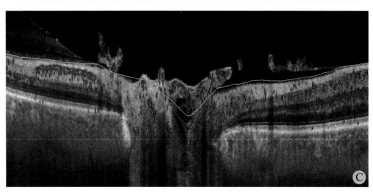

SS-OCTA 玻璃体层次血管（A）及其对应的 cSSO 图像（B）与 B-scan OCTA 图像（C），扫描范围 6 mm×6 mm，分辨率 512 像素 × 512 像素。可见视盘前血流信号，形成清晰的新生血管网。

图 8-19　SS-OCTA 玻璃体层次血管

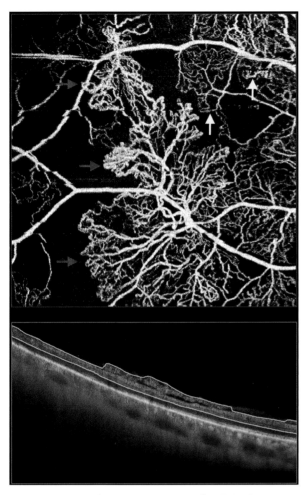

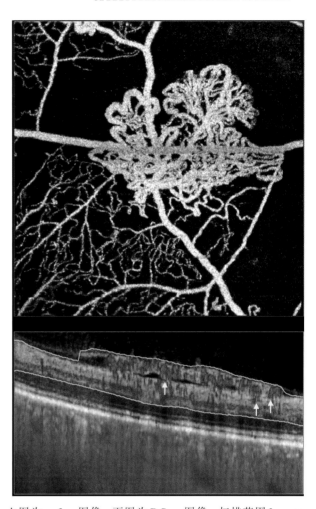

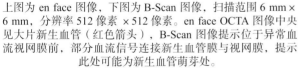

上图为 en face 图像，下图为 B-Scan 图像，扫描范围 6 mm× 6 mm，分辨率 512 像素 ×512 像素。en face OCTA 图像中央见大片新生血管（红色箭头），B-Scan 图像提示位于异常血流视网膜前，部分血流信号连接新生血管膜与视网膜，提示此处可能为新生血管萌芽处。

图 8-20　SS-OCTA 视网膜内层（含浅层与深层）血管网及玻璃体

上图为 en face 图像，下图为 B-Scan 图像，扫描范围 3 mm× 3 mm，分辨率 512 像素 ×512 像素。en face OCTA 图像中央见大片新生血管，B-Scan 图像提示 NV 位于视网膜前，部分血流信号连接新生血管膜与视网膜（黄色箭头），提示此处可能为新生血管萌芽处。

图 8-21　SS-OCTA 视网膜内层（含浅层与深层）血管网及玻璃体

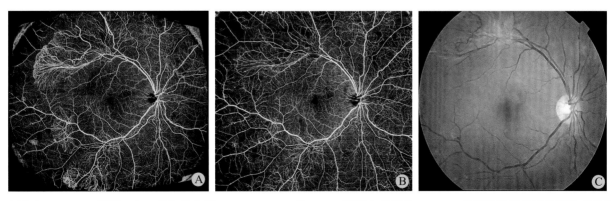

超广角 SS-OCTA 拼图，由 5 张扫描范围 12 mm×12 mm 的 OCTA 图像自动拼接。A、B：分别为眼底激光光凝治疗前后的视网膜全层 en face OCTA 图像。A：超广角 SS-OCTA 拼图显示范围较彩色眼底照相范围更广，能更清晰的显示无灌注区及视网膜上下血管弓发出的视网膜新生血管。B：显示眼底激光光凝治疗 2 个月后新生血管明显消退，血管密度降低。C：50° 彩色眼底照相。

图 8-22　激光治疗前后超广角 SS-OCTA 拼图对比和彩色眼底照相

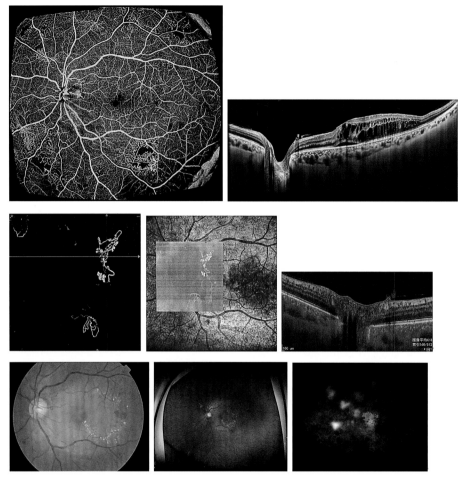

上排：超广角 SS-OCTA 拼图，由 5 张扫描范围 12 mm×12 mm 的 OCTA 图像自动拼接（左），可见黄斑区视网膜内层（含浅层与深层）毛细血管密度下降，散在无灌注区及视网膜内微血管异常、新生血管形成；广角 SS-OCT 16 mm 单线扫描（右），可见黄斑水肿、渗出，中心凹处视网膜神经上皮下积液，囊样水肿以视网膜内丛状层及外丛状层为著。中排：SS-OCTA 后部玻璃体层（左），扫描范围 6 mm×6 mm，分辨率 512 像素 ×512 像素，（中）显示 OCTA 的扫描部位和范围，（右）en face OCTA 图像中绿线对应 B-scan OCTA 图像，OCTA 可以清晰显示视盘新生血管（NVD，en face OCTA 图像），位于视网膜前（右）。下排：50° 彩色眼底照相（左）、超广角眼底照相（中）及 FFA（右）均未清晰显示与中排对应的视盘新生血管网络。

图 8-23　视网新生血管的多模式影像对比

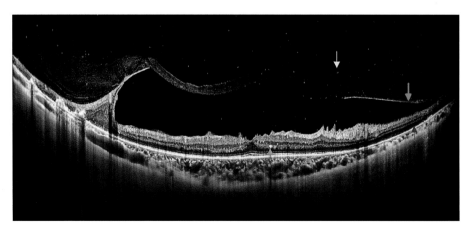

可见玻璃体混浊和玻璃体积血（黄色箭头所示中等点状信号为血细胞），仍能较清晰显示视网膜结构。此外还可见玻璃体后皮质密度增高（绿色箭头），形成膜样结构，视网膜形态欠规则，局部变薄、萎缩（尤其是左侧视网膜），外层视网膜（包括感光层）明显变薄、欠连续（红色箭头），散在渗出（蓝色箭头）。视盘前增生膜形成（紫色箭头）。

图 8-24　SS-OCT 16 mm 广角单线扫描

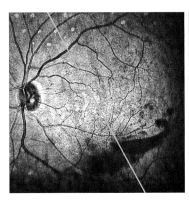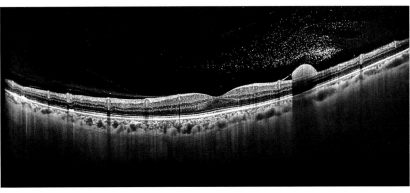

广角 SS-OCT 16mm 单线扫描（右）及 cSSO 图像中对应位置（左，绿线）。可见玻璃体点、片状高反射信号，为玻璃体腔积血；视网膜前半圆形中高信号影，为视网膜前出血，其下低信号区域为遮蔽影。

图 8-25　广角 SS-OCT 及 cSSO 图像

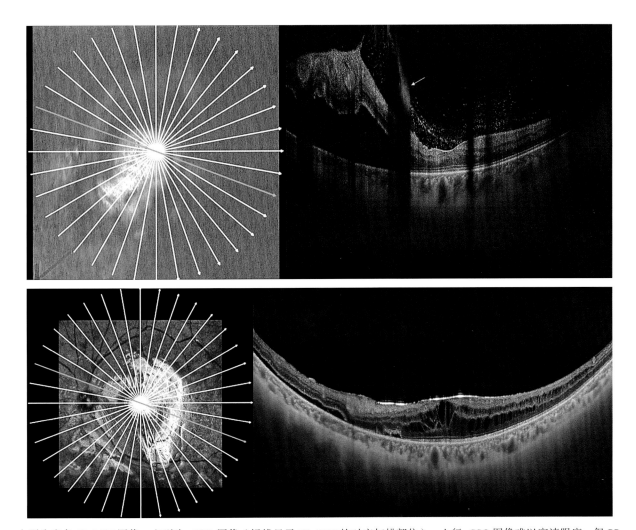

右列为广角 SS-OCT 图像，左列为 cSSO 图像（绿线显示 SS-OCT 的对应扫描部位）。上行 cSSO 图像难以窥清眼底，但 SS-OCT 凭借其良好的穿透性仍能获得部分信息。OCT 图像可见增殖膜牵拉视网膜局部脱离，玻璃体腔积血，图像中多条宽窄不一的纵行黑色信号影，为其上方血液遮蔽信号所致（黄色箭头）。下行黄斑区视网膜前高反射线条影为硅油界面，去除玻璃体积血后可见清晰的眼底图像，黄斑水肿，局部视网膜下液。

图 8-26　增殖期糖尿病视网膜病变伴玻璃体腔积血手术前后的广角 SS-OCT 单线扫描对比图像

○ 增生膜形成及牵拉

　　与视网膜新生血管一同形成的还有纤维成分，可形成增生膜。随病情进展，增生膜收缩，可牵拉视网膜水肿、劈裂，甚至脱离（图 8-27，图 8-28）。因形成的牵拉可较高，因此经常需要使用深度更广的 OCT 设备检查；当发生视网膜脱离时，甚至需要行眼 B 超检查。

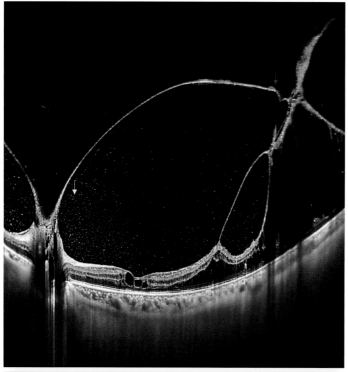

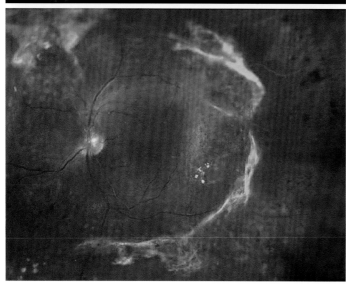

玻璃体后皮质与视网膜间的视网膜前出血（黄色箭头），因扫描深度范围广，可完整显示增生膜牵拉视网膜水肿、劈裂（紫色箭头）。下图为对应超广角眼底照相。

图 8-27　广角 SS-OCT 16 mm 单线扫描（扫描深度范围 6 mm）及眼底照相

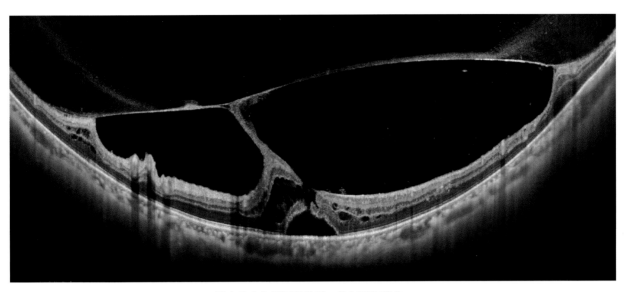

增生膜牵拉视网膜劈裂，黄斑裂孔形成。
图 8-28　广角 SS-OCT 16 mm 单线扫描

○ 视网膜萎缩

糖尿病常引起视网膜及脉络膜毛细血管闭塞，视网膜无充足营养供应，可出现视网膜萎缩，表现为局部视网膜变薄，形态可不规则，可为整体萎缩、层次不清或部分层次萎缩（图 8-29）。

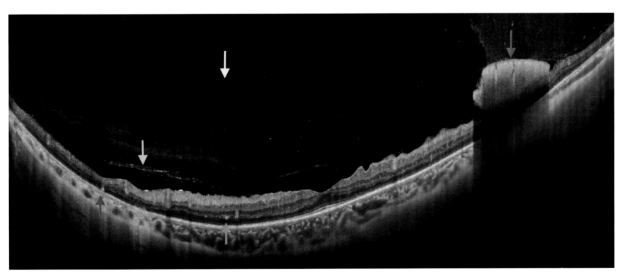

可见视网膜整体形态欠规则，左侧视网膜萎缩变薄（红色箭头），外层视网膜萎缩明显，未见椭圆体带。红色箭头所示处脉络膜毛细血管萎缩，其视网膜明显薄于绿色箭头所示视网膜，层次完全不清，呈中等信号。还可见玻璃体腔积血（黄色箭头所示点状中等信号）、视网膜前出血（紫色箭头所示中高信号团块影，其下低信号）、视网膜渗出（蓝色箭头所示点团状中高信号影）。
图 8-29　广角 SS-OCT 16 mm 单线扫描

○ 激光、抗新生血管内皮生长因子制剂治疗后

目前，糖尿病视网膜病变的治疗主要有激光治疗、抗新生血管内皮生长因子制剂治疗、药物治疗等。眼底激光光凝治疗后，合适的激光斑表现为 OCT 中激光斑处包括椭圆体带在内的外层视网膜萎缩，内层视网膜似被向下牵拉样，脉络膜毛细血管层亦可萎缩、消失（图 8-30 至图 8-33）。玻璃体腔注射抗 VEGF 制剂后，视网膜水肿、渗出可减轻或吸收（图 8-34）。上述治疗后新生血管范围可缩小，新生血管分支部分消退，密度降低，主干血管多无变化。

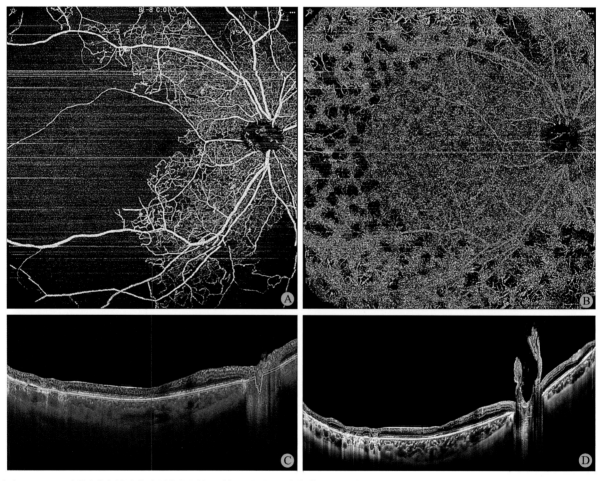

广角 SS-OCTA 视网膜内层（含浅层与深层）血管网（A）及脉络膜毛细血管（B），扫描范围 12 mm × 12 mm，分辨率 1024 像素 × 1024 像素，OCTA 绿线对应界面 B-scan OCTA 图像（C），视盘处广角 SS-OCT 16 mm 单线扫描（D）。视网膜血管大片血流信号消失，提示无灌注，局部毛细血管扭曲。脉络膜毛细血管大量类圆形低信号区，为眼底激光光凝治疗后脉络膜毛细血管闭塞、萎缩，部分激光斑处可见稍深层次脉络膜血管信号。OCT 示视盘前增生膜形成。下方两幅 B-scan 图像中，激光斑对应部位外层视网膜萎缩，内层视网膜似被向下牵拉，脉络膜毛细血管层无血流信号（C）或血管萎缩（C，D）。

图 8-30　广角 SS-OCTA 视网膜内层和脉络膜毛细血管层图像

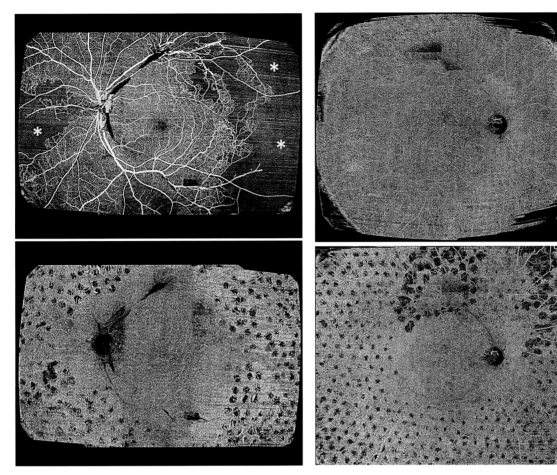

由 5 张扫描范围 12 mm×12 mm 的 OCTA 图像自动拼接。视网膜内层血管 en face OCTA 图像（上图）可见视网膜内层血管大片 无灌注区（*）； 脉络膜毛细血管层 en face OCTA 图像（下图）可见多量激光斑导致的类圆形脉络膜毛细血管低血流区（箭头）。

图 8-31　超广角 SS-OCTA 拼图

由 5 张扫描范围 12 mm×12 mm 的 OCTA 图像自动拼接。上图为眼底激光治疗前，下图为眼底激光光凝治疗后的脉络膜毛细血管层的 SS-OCTA en face 图像，可见治疗后 2 个月时脉络膜毛细血管层激光斑处无血流信号。

图 8-32　超广角 SS-OCTA 拼图

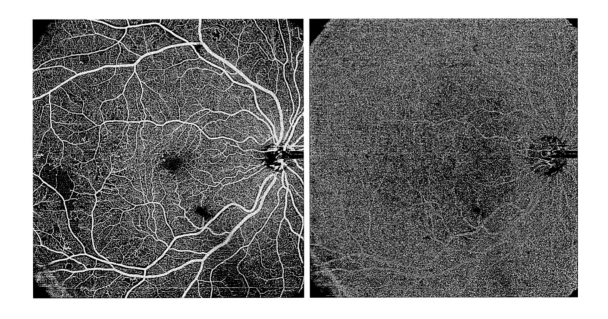

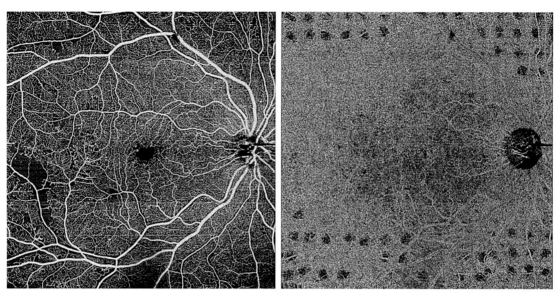

广角 SS-OCTA 视网膜内层（左列，含浅层与深层）血管网及脉络膜毛细血管（右列），扫描范围 12 mm×12 mm，分辨率
1024 像素 ×1024 像素。上行为眼底激光光凝治疗前图像，下行为眼底激光光凝治疗后 1 个月时图像。可见视网膜血管图像基
本同前，脉络毛细血管层激光斑处无血流信号。

图 8-33　激光治疗前后广角 SS-OCTA 图像

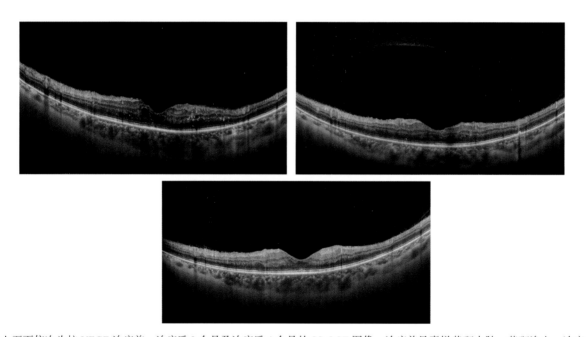

由上至下依次为抗 VEGF 治疗前、治疗后 2 个月及治疗后 4 个月的 SS-OCT 图像。治疗前见囊样黄斑水肿、黄斑渗出，治疗后
2 个月及 4 个月时囊样水肿及渗出均吸收，4 个月时玻璃体腔中低信号反射亦明显减少。

图 8-34　抗 VEGF 治疗前后的 SS-OCT 12 mm 扫描

（杨景元）

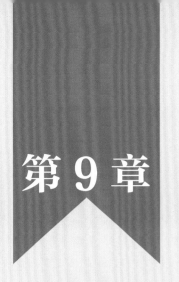

第9章　视网膜静脉阻塞

视网膜静脉阻塞（retinal vein occlusion，RVO）是仅次糖尿病视网膜病变后的视网膜血管性常见疾病，该病是引起视力下降的重要原因之一，根据阻塞血管的位置，该病分为视网膜中央静脉阻塞（central retinal vein occlusion，CRVO）、视网膜半侧静脉阻塞（hemi-retinal vein occlusion，HRVO）及视网膜分支静脉阻塞（branch retinal vein occlusion，BRVO）。

视网膜中央静脉阻塞

视网膜中央静脉阻塞轻者，视盘可有轻度水肿，黄斑区可有水肿、出血。动脉管径正常，静脉迂曲扩张，沿着视网膜四支静脉有少量或中等量火焰状和点状出血，可见棉絮斑。

视网膜中央静脉阻塞重者，可有视盘高度水肿、充血，边界模糊。黄斑区囊样水肿或弥漫水肿。视网膜大片点状出血，分布整个眼底。根据缺血程度，可分为缺血型和非缺血型。晚期视网膜可有侧支循环形成，视网膜出血吸收，存在大片无灌注区，可形成视网膜和视盘的新生血管，有的可形成新生血管性青光眼。

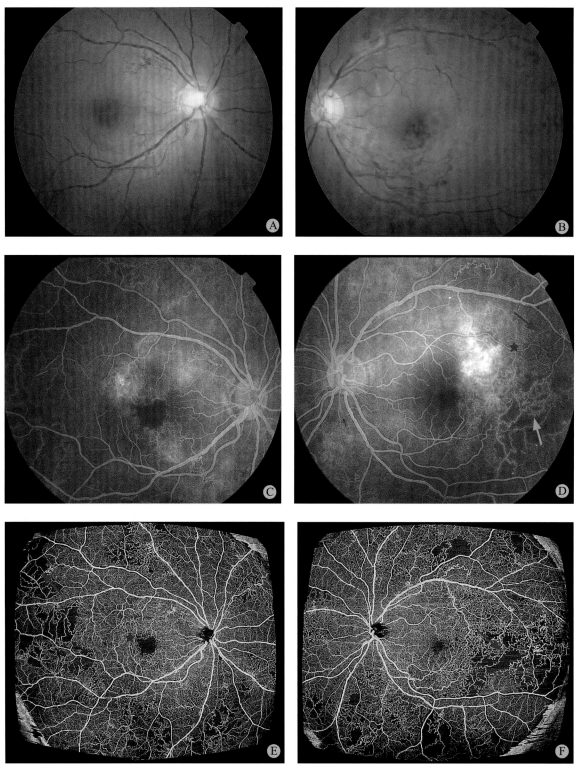

双眼CRVO患者。A、B：彩色眼底照相可见患者双眼视网膜静脉迂曲扩张，局部视网膜出血、有棉絮斑，视网膜侧支循环形成。C、D：FFA可见双眼视网膜无灌注区（红色箭头），视网膜血管迂曲扩张，侧支循环建立（绿色箭头），血管渗漏，左眼黄斑颞侧视网膜血管渗漏明显（红色星号）。E、F：超广角SS-OCTA拼图，视网膜全层en face图像可见双眼视网膜血流密度明显降低，大量迂曲血管、侧支循环（红色箭头），视网膜大片无血管区。黄斑区拱环破坏，黄斑中心凹无血管区扩大（红色星号），血管迂曲扩张，大量微血管瘤。

图9-1 彩色眼底照相、FFA及超广角SS-OCTA拼图

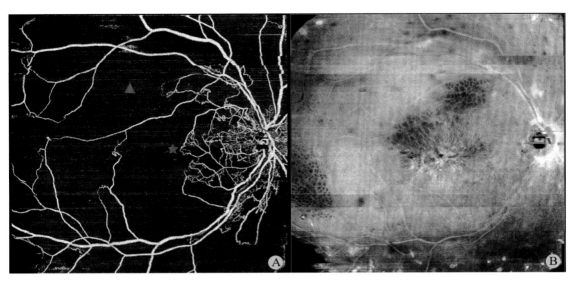

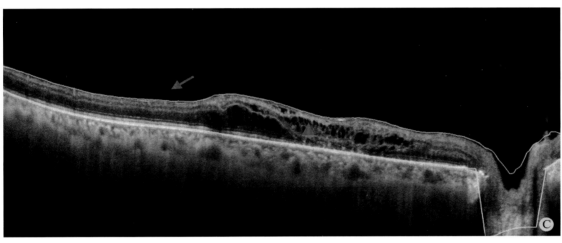

右眼缺血型 CRVO 患者。A：OCTA（扫描范围 12 mm×12 mm，分辨率 1024 像素 ×1024 像素，视网膜血管层）可见视网膜大片无血管区（红色三角），视网膜侧支循环形成（红色星号），视盘周围大量侧支循环建立（红色箭头）。C：OCT 可见黄斑区视网膜囊样水肿（红色三角），颞侧视网膜萎缩变薄（红色箭头）。

图 9-2 广角 SS-OCT 和 OCTA 图像

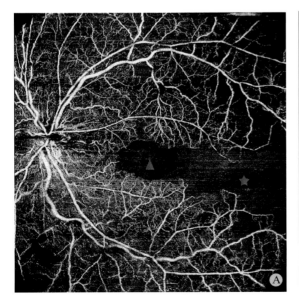

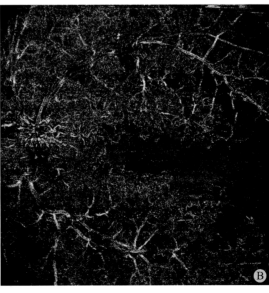

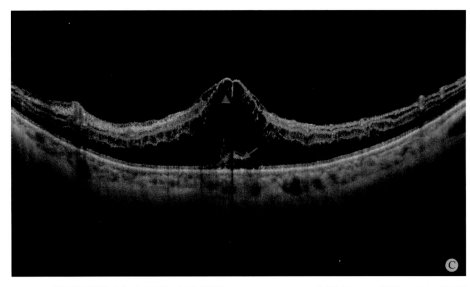

左眼 CRVO。A：OCTA 浅层视网膜毛细血管网（扫描范围 12 mm×12 mm，分辨率 1024 像素 ×1024 像素），可见视网膜广泛区域血流密度降低，局部视网膜无灌注区（红色星号），拱环结构破坏，中心凹无血管区扩大（红色三角）。B：深层视网膜毛细血管网（扫描范围 12 mm×12 mm，分辨率 1024 像素 ×1024 像素）可见深层视网膜毛细血管局部迂曲扩张。C：SS-OCT 可见黄斑囊样水肿（红色三角），视网膜下积液（红色箭头）。

图 9-3　广角 SS-OCTA 及 OCT 图像

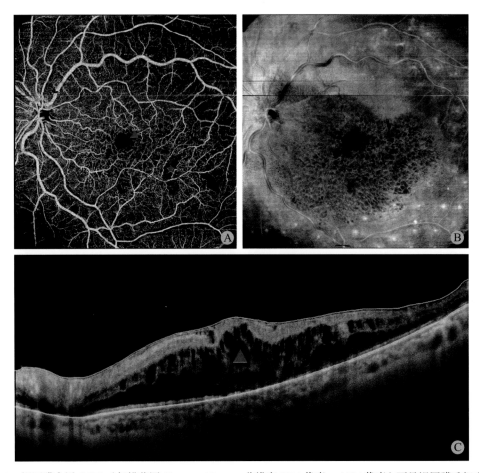

左眼 CRVO。A：视网膜全层 OCTA（扫描范围 12 mm×12 mm，分辨率 1024 像素 ×1024 像素）可见视网膜毛细血管密度降低，黄斑中心凹拱环扩大（红色箭头），散在无血管区（红色星号）。B：en face OCT（扫描范围 12 mm×12 mm，分辨率 1024 像素 ×1024 像素）可见视网膜囊样水肿。C：SS-OCT 黄斑区囊样水肿（红色三角）。

图 9-4　广角 SS-OCTA 及 OCT 图像

○ 视网膜半侧静脉阻塞

临床上相对较少，通常 1/2 视网膜受累，临床表现、预后与视网膜中央静脉阻塞类似。

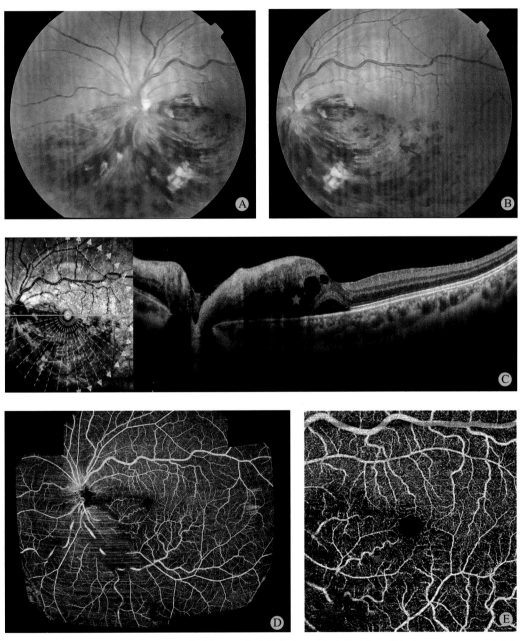

左眼 HRVO 患者，A、B：彩色眼底照相可见下方半侧视网膜火焰状出血（红色箭头），棉絮斑。C：SS-OCT（中）可见黄斑囊样水肿（红色星号），中心凹神经上皮下积液。D、E：视网膜全层 OCTA（D：超广角拼图；E：扫描范围 6 mm×6 mm），可见下方视网膜血管密度显著降低，血管迂曲扩张（红色箭头）。

图 9-5　彩色眼底照相、SS-OCT 及广角 SS-OCTA 图像

○ 视网膜分支静脉阻塞

视网膜分支静脉阻塞，颞上分支静脉阻塞最为常见。OCT 典型表现：阻塞区域可出现视网膜水肿增厚，出现视网膜内或视网膜下积液。如有黄斑区受累，可出现黄斑水肿。视网膜内出血可表现为视网膜内团状高反射信号，硬性渗出则为视网膜深层的颗粒状高反射信号。缺血区域可能出现局部视网膜内侧结构混乱（disorganization of retinal inner layer，DRIL）、外界膜断裂、椭圆体带局部消失等。在病程晚期，可出现视网膜局部组织萎缩变薄。

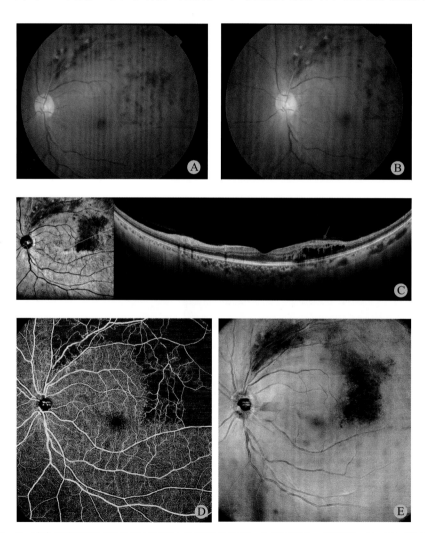

左眼 BRVO 患者。A、B：彩色眼底照相可见患者左眼颞上分支静脉阻塞，火焰状出血、棉絮斑。C：OCT 可见黄斑颞侧囊样水肿（红色星号），未累及黄斑中心凹，视网膜增厚；局部内层视网膜结构欠清（红色箭头）。D：OCTA 可见颞上区域视网膜毛细血管密度显著降低，小血管迂曲扩张，侧支循环形成（红色箭头）。E：en face 图像显示局部视网膜囊样水肿。

图 9-6　彩色眼底照相、SS-OCT 及 SS-OCTA 图像

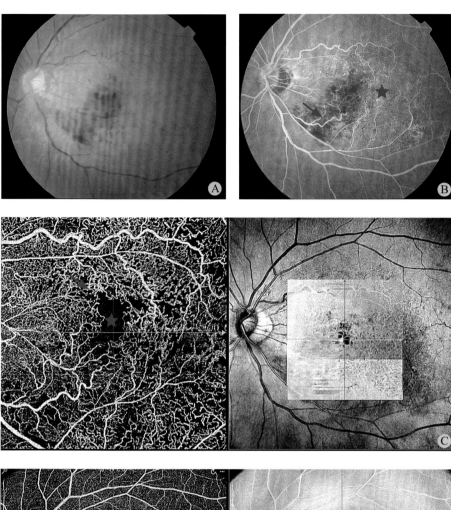

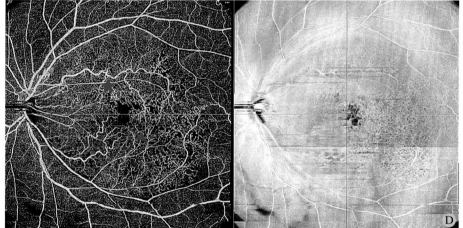

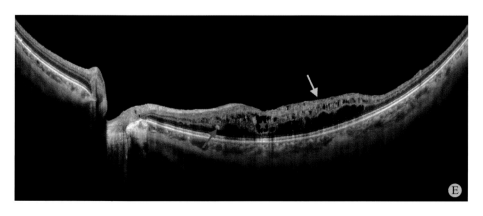

左眼黄斑区小分支静脉阻塞患者。A：彩色眼底照相可见患者颞下分支视网膜静脉阻塞，累及黄斑，视网膜火焰状出血。B：FFA可见黄斑区出血遮蔽荧光（红色箭头），视网膜静脉迂曲扩张，视网膜侧支循环建立（星号），视网膜静脉管壁着染。C：OCTA（扫描范围6 mm×6 mm，内层视网膜）可见黄斑区血流密度降低，中心凹无血管区面积扩大（星号），大量微血管瘤，小血管迂曲扩张（红色箭头）。D：广角OCTA（扫描范围12 mm×12 mm，视网膜全层）可见中心凹外无血管区（红色箭头），黄斑颞侧大量微血管瘤，小血管迂曲扩张（星号）。E：SS-OCT可见黄斑区囊样水肿（星号），视网膜增厚，视网膜内点状高反射信号（红色箭头），内层视网膜结构欠清（绿色箭头）。

图 9-7　彩色眼底照相、SS-OCTA 及 OCT 图像

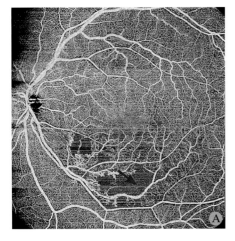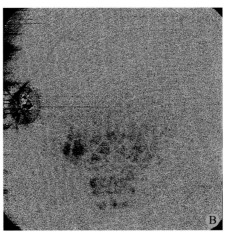

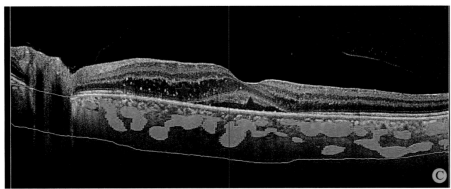

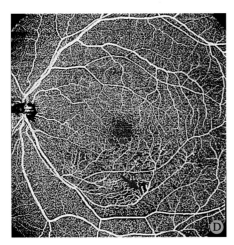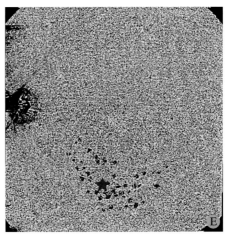

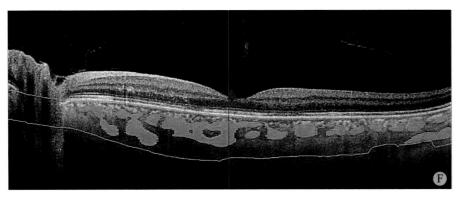

左眼 BRVO 患者局部激光光凝治疗前后。A：OCTA（扫描范围 12 mm×12 mm，视网膜血管层）可见颞下分支静脉区域静脉阻塞，可见无血管区（红色箭头），周围局部毛细血管迂曲扩张。B：OCTA（扫描范围 12 mm×12 mm，脉络膜层）可见颞下分支静脉区域囊样低信号。C：OCT 可见黄斑中心凹局部视网膜下积液（红色三角），中心凹鼻侧视网膜局部增厚（红色星号）。经过局部激光光凝治疗后。D：OCTA（扫描范围 12 mm×12 mm）可见原无血管区出现侧支循环（红色箭头）。E：脉络膜层面（扫描范围 12 mm×12 mm）可见激光斑（红色星号）。F：OCT 可见视网膜下积液消失，黄斑局部增厚减轻（红色三角）。

图 9-8　SS-OCTA 及 SS-OCT 图像

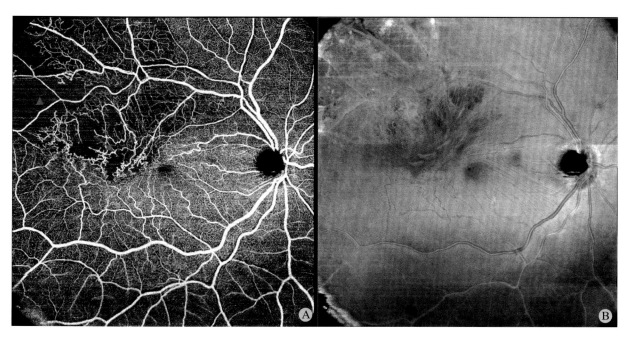

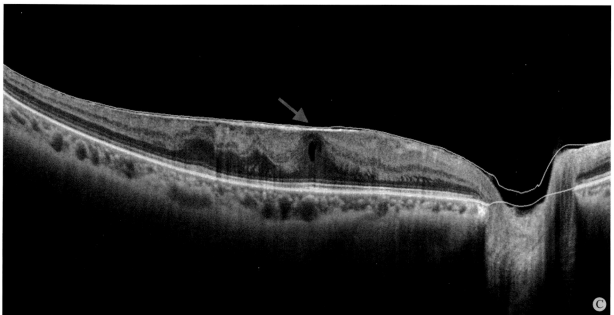

右眼 BRVO 继发黄斑前膜。A：OCTA（扫描范围 12 mm×12 mm，视网膜全层）可见颞上分支血管阻塞，累及区域毛细血管无灌注区（红色三角），黄斑区中心凹颞侧区域毛细血管走行迂曲，局部毛细血管扩张。B：en face 图像可见黄斑中心凹区域视网膜纠结。C：SS-OCT 可见黄斑前膜，牵拉视网膜增厚水肿，中心凹结构消失。

图 9-9　SS-OCTA 及 SS-OCT 图像

参考文献

1. SUZUKI N，HIRANO Y，YOSHIDA M，et al. Microvascular abnormalities on optical coherence tomography angiography in macular edema associated with branch retinal vein occlusion. Am J Ophthalmol，2016，161：126-132.

2. SEKNAZI D，COSCAS F，SELLAM A，et al. Optical coherence tomography angiography in retinal vein occlusion：correlations between macular vascular density，visual acuity，and peripheral nonperfusion area on fluorescein angiography. Retina，2018，38（8）：1562-1570.

3. WAKABAYASHI T，SATO T，HARA-UENO C，et al. Retinal microvasculature and visual acuity in eyes with branch retinal vein occlusion：imaging analysis by optical coherence tomography angiography. Invest Ophthalmol Vis Sci，2017，58（4）：2087-2094.

4. KANG J W，YOO R，JO Y H，et al. Correlation of microvascular structures on optical coherence tomography angiography with visual acuity in retinal vein occlusion. Retina，2017，37（9）：1700-1709.

（陈露璐）

第 10 章 Coats 病、2 型黄斑毛细血管扩张症

○ Coats 病

Coats 病，又称外层渗出性视网膜病变（图 10-1 至图 10-4），80% ~ 95% 为单眼发病，见于儿童及青少年，男性高发，成年期发病又被归为 1 型黄斑毛细血管扩张症（Mac Tel 1 型）。

本病的临床特征：①眼底大量白色或黄白色渗出；②眼底成簇的胆固醇结晶沉着和出血；③视网膜血管异常，呈梭形或球形扩张，或呈扭结状、花圈状扭曲；④部分病例最后可发生视网膜脱离、继发性白内障、继发性青光眼等。该病主要治疗方式包括激光光凝或冷凝、玻璃体腔注射糖皮质激素或抗 VEGF 药物，以及手术治疗。

OCT 典型表现：①显著的视网膜内高反射物质，主要与眼底检查所见的硬渗相关；②视网膜内囊样水肿；③相对少见的视网膜下液。

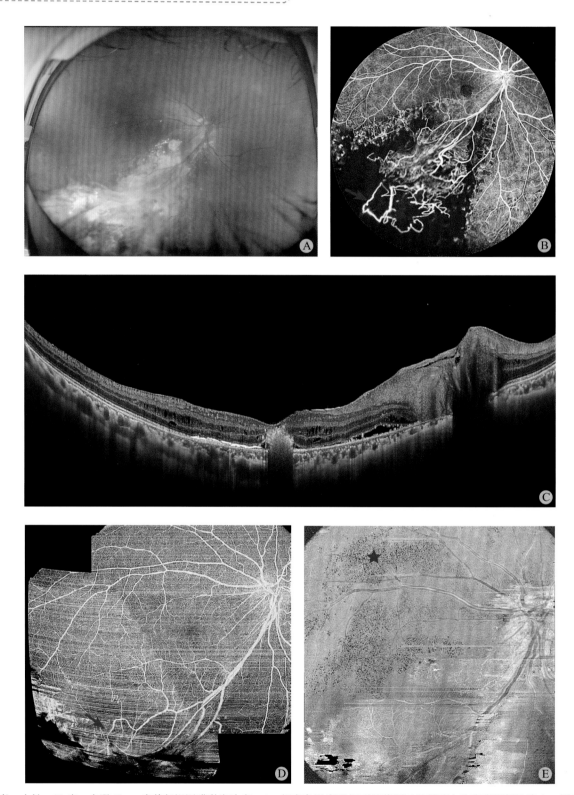

患者，女性，19岁，右眼 Coats 病曾行视网膜激光治疗。A：超广角眼底照相可见黄斑区及颞下大片瘢痕及硬性渗出，视网膜血管扭曲，伴视网膜隆起。B：FFA 可见异常扭曲的视网膜血管（红色箭头）、激光所致弱荧光区，其周边可见毛细血管扩张。C：中心凹 SS-OCT 线扫清晰显示视网膜内及视网膜下高反射物质（硬渗及瘢痕组织）、视网膜内囊样水肿及中心凹鼻侧少量视网膜下液。D：OCTA 拼图（内层视网膜）显示颞下扩张扭曲的视网膜大血管（红色箭头）及毛细血管。E：内核层 en face OCT 清晰显示了视网膜内囊腔，其范围已经累及到上方血管弓外（星号）。

图 10-1　超广角眼底照相、FFA、广角 SS-OCT 及超广角 SS-OCTA 拼图

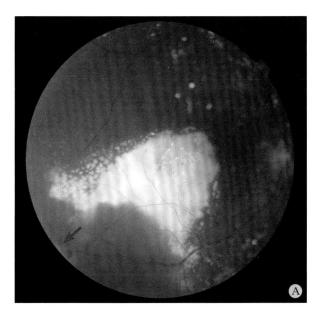

患者，男性，28 岁，右眼 Coats 病。A：彩色眼底照相可见黄斑区及颞下大片硬性渗出，颞下血管弓可见血管瘤样扩张（红色箭头）。B：en face OCT 可以清楚显示硬渗范围（红色星号）。C：OCTA（扫描范围 12 mm×12 mm，内层视网膜）清晰显示出视网膜血管瘤样扩张，伴毛细血管扩张（红色星号）。D：中心凹 OCT 线扫显示视网膜内高反射物质及视网膜下高反射物质，伴少量视网膜前膜。

图 10-2　彩色眼底照相、广角 SS-OCT 及 OCTA

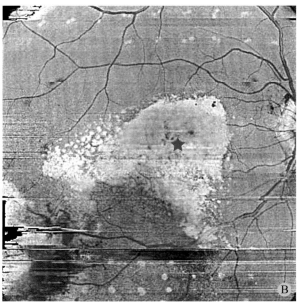

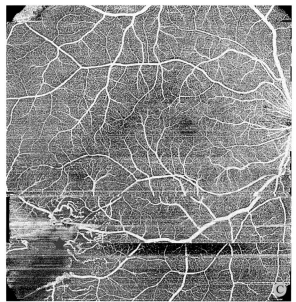

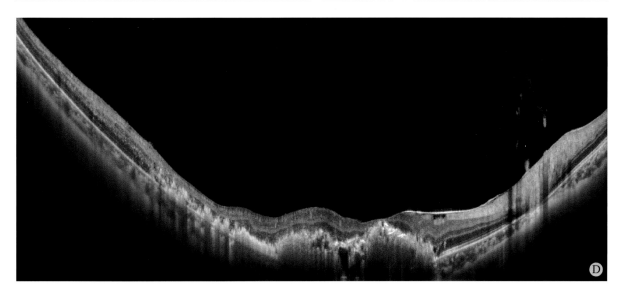

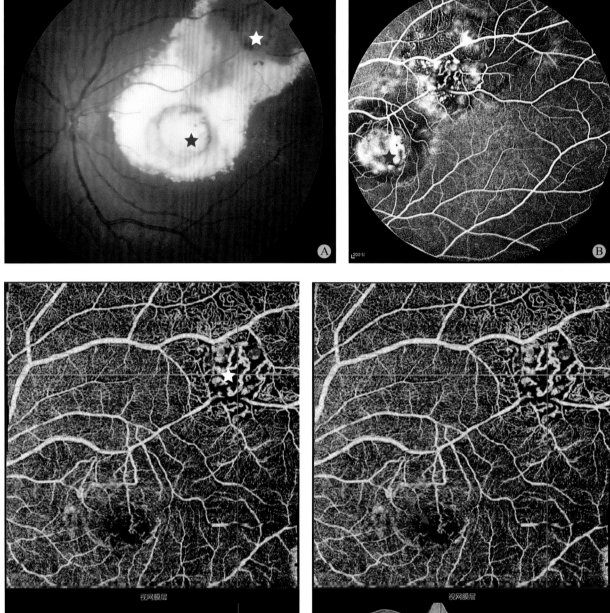

患者，男性，16岁，左眼Coats病。A：彩色眼底照相后极部大片硬渗（红色星号），颞上视网膜隆起伴血管瘤样扩张及视网膜出血（白色星号）。B：FFA显示黄斑区荧光素渗漏（红色星号），颞上方血管瘤样扩张清晰可见（红色箭头），伴毛细血管扩张，硬渗对应部位遮蔽背景荧光。C：OCTA（扫描范围9mm×9mm，视网膜全层）显示黄斑区颞上血管扭曲扩张（白色星号）及毛细血管扩张。D：与FFA对应，同时显示黄斑区新生血管（红色箭头）。B-scan结合血流信号清晰显示了血流分布。

图10-3　彩色眼底照相、FFA及广角SS-OCTA

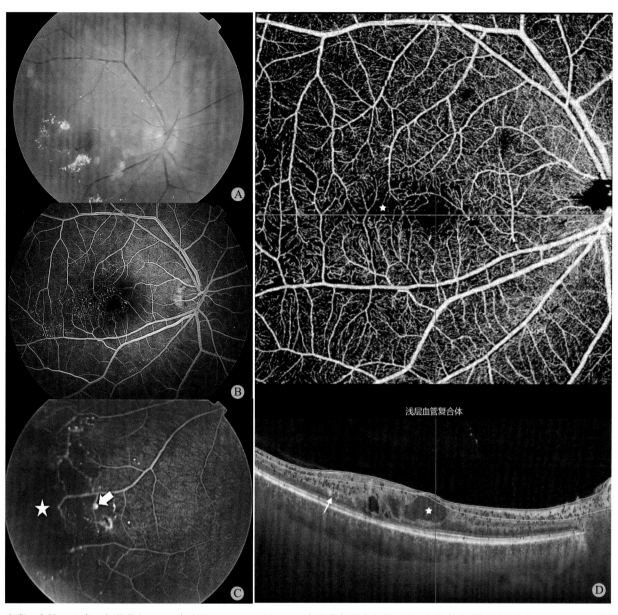

患者，女性，54 岁，右眼成人 Coats 病（即 Mac Tel 1 型）。A：右眼彩色眼底照相可见后极部较大范围硬性渗出。B：FFA 26 秒，右眼黄斑区及颞侧毛细血管扩张、血管密度降低，伴多发微血管瘤。C：FFA 2 分 35 秒，右眼颞侧周边部可见大片无灌注区（白色星号），伴视网膜血管瘤样扩张（白色箭头）。D：en face OCTA（扫描范围 9 mm×9 mm，浅层视网膜毛细血管网）显示中心凹及颞侧（白色星号）多处视网膜浅层血管稀疏、密度降低，与 FFA 早期表现对应。而对应 OCT3A B-scan 在显示血流信号的同时可见视网膜层间高反射信号（白色箭头）及视网膜内囊样水肿（白色星号），未见视网膜下液。

图 10-4　彩色眼底照相、FFA 及广角 SS-OCTA

○ 2 型黄斑毛细血管扩张症

2 型黄斑毛细血管扩张症（Mac Tel 2 型），曾被称为特发性中心凹旁毛细血管扩张症。该病以双眼中心凹旁血管病变常见，多见于 40 岁以上人群，无性别差异。病变通常起始于中心凹颞侧的深层视网膜毛细血管，随着病情进展可累及浅层视网膜毛细血管丛，并向整个中心凹周围区域发展。典型眼底表现为黄斑水肿、视网膜增厚，黄斑颞侧视网膜略呈灰色，毛细血管扩张，微血管瘤形成，偶伴出血，但硬性渗出较为少见，有时也可见黄斑区色素沉着。当病变发展至增殖期时可产生新生血管，最终导致盘状瘢痕。OCT 典型表现：早期可见中心凹颞侧变薄、凹陷扩大致中心凹不对称。随病情进展，出现椭圆体带断裂，内侧视网膜出现低反射腔隙。其后可逐渐发展为外层视网膜低反射腔隙，并最终进展至萎缩。RPE 细胞迁移入视网膜内层可表现为视网膜内点状高反射。en face OCT 可见椭圆体带丢失（图 10-5 至图 10-7）。

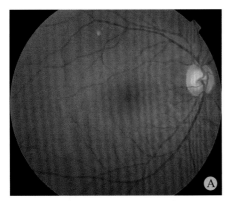 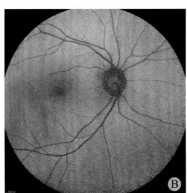 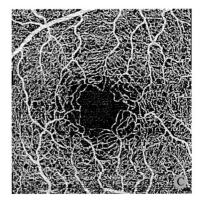

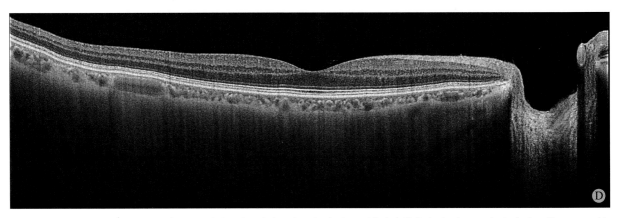

患者，男性，71 岁，因左眼视力下降 3 个月就诊。右眼彩色眼底照相（A）、眼底自发荧光（B）及 OCT（D）大致正常，OCTA（扫描范围 3 mm×3 mm，内层视网膜）显示黄斑视网膜血流密度降低（C）。

图 10-5　彩色眼底照相、眼底自发荧光、SS-OCTA 及广角 SS-OCT

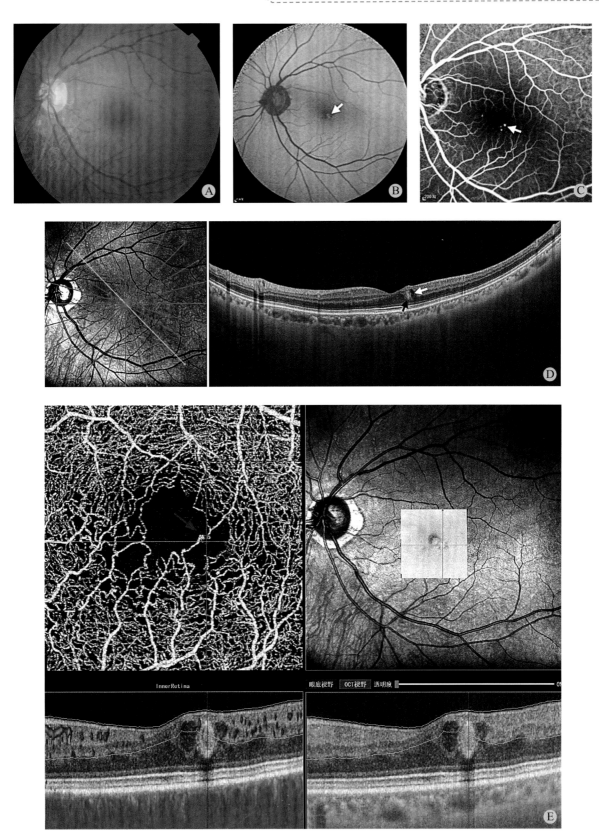

患者左眼诊断为 2 型黄斑毛细血管扩张症。A：彩色眼底照相显示中心凹颜色略呈灰色。B：黄斑区颞下自发荧光增强（白色箭头）。C：FFA 显示黄斑区血管瘤（白色箭头）。D：OCT 显示黄斑颞侧轻度水肿，视网膜内低反射腔隙（白色箭头）及高反射团（黑色箭头）。E：OCTA（扫描范围 3 mm×3 mm，内层视网膜）显示黄斑区毛细血管扩张伴血流密度降低，局部可见血管瘤样扩张（白色箭头）。

图 10-6　彩色眼底照相、眼底自发荧光、FFA、广角 SS-OCT 及 SS-OCTA

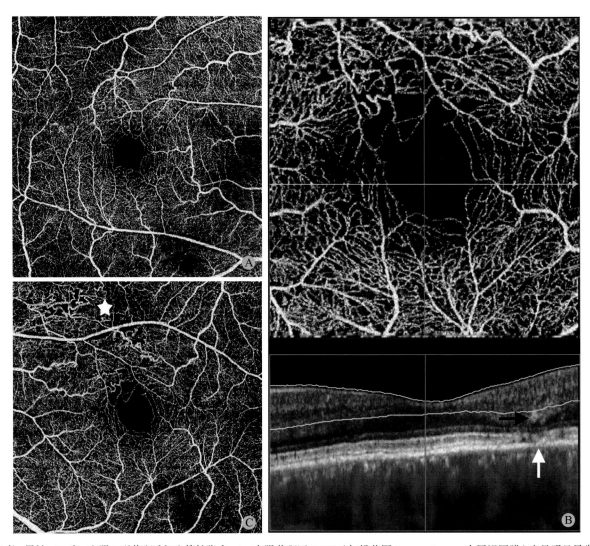

患者，男性，71岁，左眼2型黄斑毛细血管扩张症。A：右眼黄斑区OCTA（扫描范围6 mm×6 mm，内层视网膜）未见明显异常。B：左眼黄斑区OCTA（扫描范围3 mm×3 mm，内层视网膜）显示中心凹无血管区不规则、拱环结构破坏，伴中心凹旁血管稀疏。对应断层图像可见中心凹颞侧局部椭圆体带及嵌合体带连续性中断（白色箭头），而视网膜内层可见高信号（黑色箭头）。C：左眼黄斑区OCTA（扫描范围6 mm×6 mm，内层视网膜）可见黄斑区上方区域性视网膜血管扭曲扩张，中心凹无血管区面积明显大于对侧眼。

图10-7 SS-OCTA图像

参考文献

1. GROSSO A，PELLEGRINI M，CEREDA M G，et al. Pearls and pitfalls in diagnosis and management of coats disease. Retina，2015，35（4）：614-623.

2. ADENIRAN J F，DUFF S M，MIMOUNI M，et al. Treatment of Coats' disease：an analysis of pooled results. Int J Ophthalmol，2019，12（4）：668-674.

3. WU L，EVANS T，AREVALO J F. Idiopathic macular telangiectasia type 2（idiopathic juxtafoveolar retinal telangiectasis type 2A，Mac Tel 2）. Surv Ophthalmol，2013，58（6）：536-559.

4.　KHODABANDE A，ROOHIPOOR R，ZAMANI J，et al. Management of idiopathic macular telangiectasia type 2. Ophthalmol Ther，2019，8（2）：155-175.

（张碧磊）

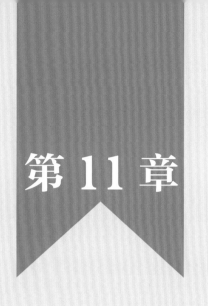

第11章 视网膜及脉络膜炎症

视网膜及脉络膜炎症的诊断有诸多手段：眼底检查常可发现视网膜血管迂曲、边界不清，偶有硬性渗出、出血，玻璃体炎性混浊导致眼底窥不清；FFA 能反应视网膜血管的渗漏状况，但是视网膜出血、渗出严重时可造成荧光遮蔽，无法评估视网膜血管情况。OCT 和 OCTA 通过光相干的信号反射，可透过表层视网膜，观察到深层视网膜结构和血管形态，弥补 FFA 的不足。视网膜及脉络膜炎症 OCT 特点：由于视网膜及脉络膜炎常可伴有玻璃体混浊、玻璃体炎症，故 OCT 可能因屈光介质不清而呈现伪影或较弱的视网膜信号。黄斑水肿常以囊样水肿多见，也可见弥漫性水肿，在 OCT 上可见视网膜层间的低信号和下方的信号增强。继发性黄斑前膜可在 OCT 上见视网膜表面贴附一层高反射信号（图 11-1，图 11-2）。

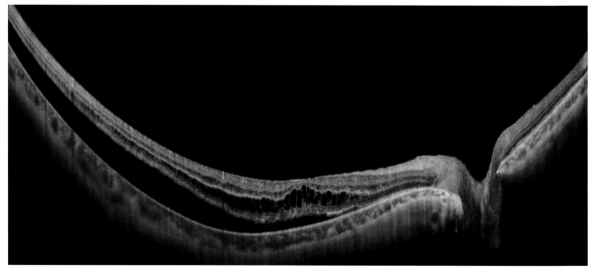

患者，男性，51 岁，右眼视物模糊伴眼痛 10 个月，查体显示右眼睫状出血、前房闪辉、前房细胞，初步诊断为右眼全葡萄膜炎。SS-OCT（12 mm×12 mm）可见玻璃体点状混浊，视网膜浅脱离伴视网膜层间囊样水肿。

图 11-1　广角 SS-OCT 单线扫描

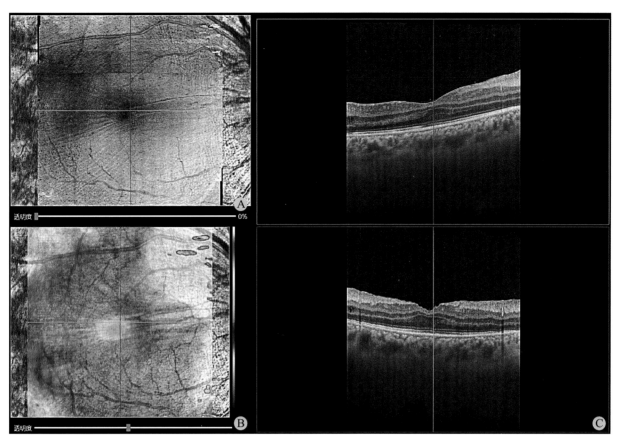

患者，女性，15 岁，主因"双眼视力下降伴眼红 1 周"就诊，就诊前已行眼部激素治疗。SS-OCT en face 图（A）显示视网膜皱褶，视网膜厚度热力图（B）显示视网膜弥漫增厚，B-scan（C）显示视网膜层间小囊腔。

图 11-2 SS-OCT 图像

感染性葡萄膜炎

感染性葡萄膜炎 OCT 特点：依据不同的病原体、不同的病程阶段，感染性葡萄膜炎可有多种表现。例如，疱疹性视网膜炎在急性期（如 ARN）可出现严重的视网膜增厚，内层视网膜高信号、视网膜外层破裂，常伴视网膜下积液。真菌性葡萄膜炎以玻璃体病变为主，视网膜可见早期 RPE 水平上高反射信号，逐渐向外层视网膜突出。免疫缺陷病毒（human immunodeficiency virus，HIV）感染时，由于免疫复合物损伤小动脉，眼底易发生棉絮斑等微血管病变，在 OCT 上呈高反射病灶；当合并机会感染时，则合并巨细胞病毒感染，在 OCT 可见对应白色病灶处的局部视网膜高反射团块影（图 11-3 至图 11-6）。

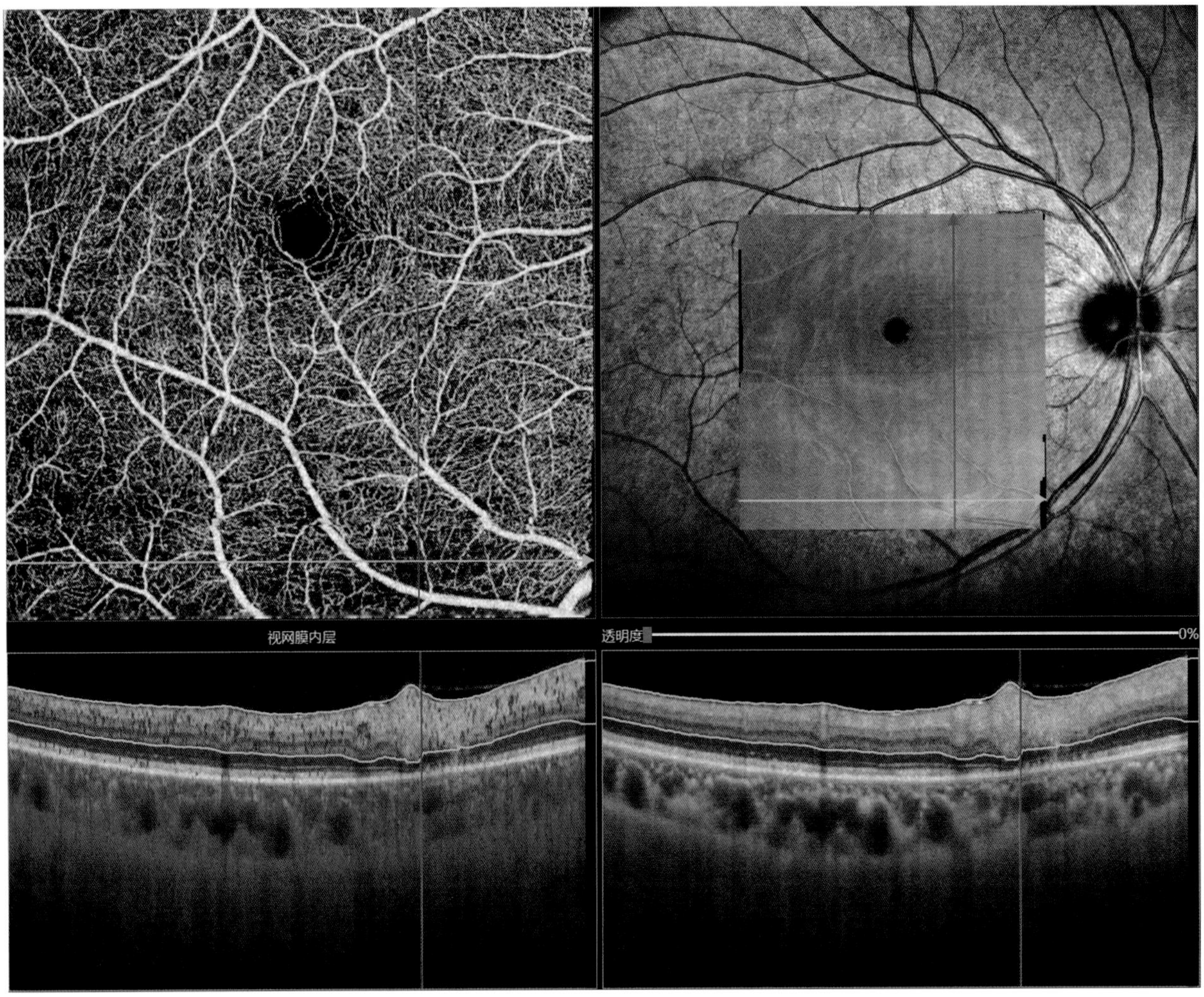

患者，男性，28岁，右眼视物模糊2周，既往曾确诊HIV感染。OCT可见右眼颞下方棉絮斑呈浅层视网膜高反射团块状，
下方视网膜结构尚完整；OCTA（6 mm×6 mm）显示对应处视网膜内层毛细血管血流密度稍降低，拱环尚完整。

图 11-3　SS-OCTA 图像

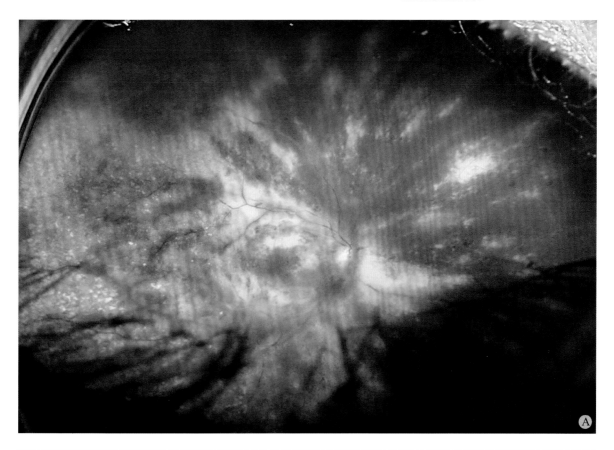

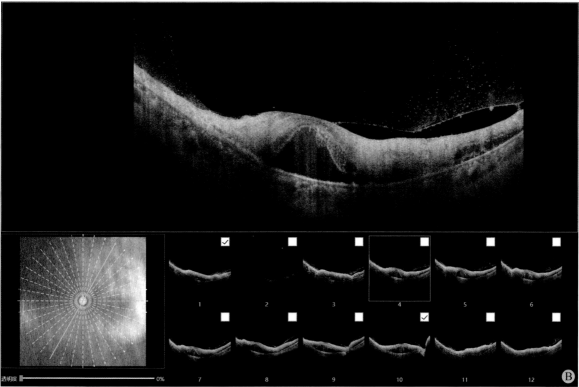

患者，男性，24 岁，为 HIV 感染者。A：超广角眼底照相可见血管弓旁大量黄白色渗出灶，周边视网膜散在大量渗出、出血；B：SS-OCT（9 mm×9 mm）可见玻璃体点状混浊，部分后脱离，黄斑区视网膜增厚，内部结构紊乱，呈均质化中等反射；中心凹视网膜下积液。（感谢首都医科大学附属佑安医院提供病例照片）

图 11-4　超广角眼底照相和广角 SS-OCT 多线扫描

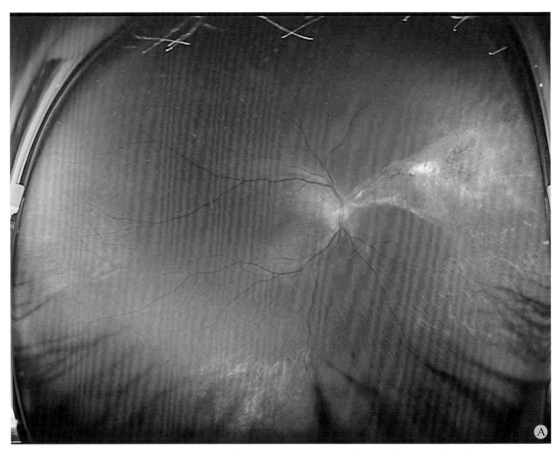

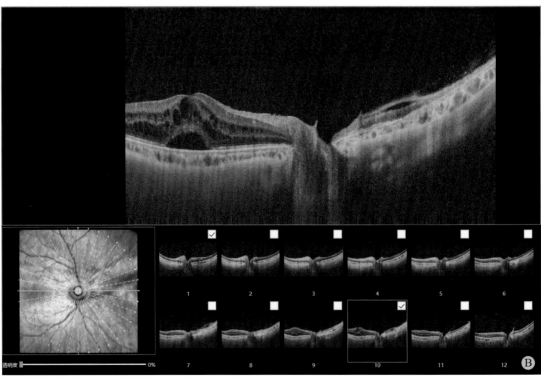

患者，男性，29岁，为巨细胞病毒（CMV）感染者。A：超广角眼底照相可见鼻侧黄白色视网膜坏死灶和周围红色陈旧出血点，类似"番茄奶酪"；B：SS-OCT（9 mm×9 mm）显示视网膜增厚，黄斑区视网膜层间多处囊样水肿，伴有视网膜下积液；视盘鼻侧部分视网膜变薄，结构紊乱。（感谢首都医科大学附属佑安医院提供病例照片）

图 11-5　超广角激光扫描眼底和广角 SS-OCT 多线扫描

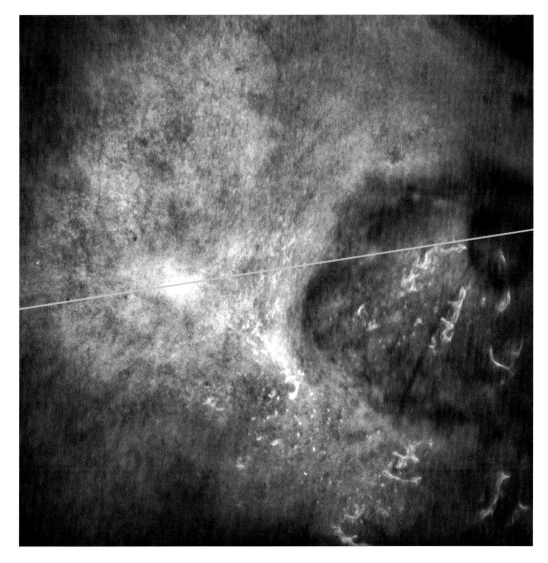

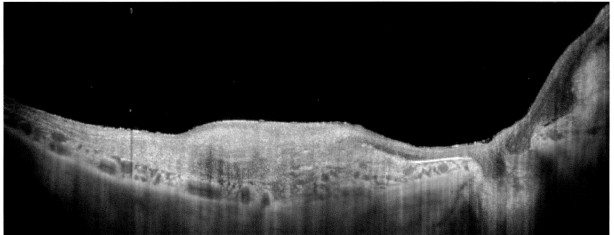

患者，女性，31 岁，右眼视力下降 1 个月。血清学检查提示弓形虫 IgM 抗体阳性。OCT 可见右眼视盘颞侧视网膜增厚，浅层视网膜高反射团块影，视网膜层次紊乱，为弓形虫感染形成的病灶。

图 11-6 广角 SS-OCT 单线扫描

○ 视网膜血管炎

　　视网膜血管炎是一大类累及视网膜血管的炎症性疾病，多侵犯视网膜静脉，动脉受累较少，也可动脉、静脉均受累，可形成视网膜血管炎或视网膜血管周围炎。从视盘至周边视网膜的任何视网膜静脉均可受累，可呈节段性受累，也可全程受累。典型表现为眼底灰白色血管鞘、渗出、出血、视网膜水肿等改变。如炎症持续存在，则出现继发性改变，如血管的玻璃样变性、管腔狭窄或闭塞、血栓形成，血管壁坏死甚至破裂可导致视网膜出血、水肿、渗出、毛细血管扩张、微动脉瘤产生、视网膜新生血管，甚至视网膜脱离等。按炎症来源可大致分为：①感染或继发于葡萄膜炎；②源于全身疾病，如系统性红斑狼疮；③原因不明，如 Eales 病。过去，视网膜血管炎主要的辅助检查为 FFA，可见管壁着染及染料渗漏。OCT 可见视网膜水肿、结构紊乱等表现，而 OCTA 则可清晰显示视网膜血管密度改变及无灌注区（图 11-7 至图 11-11）。

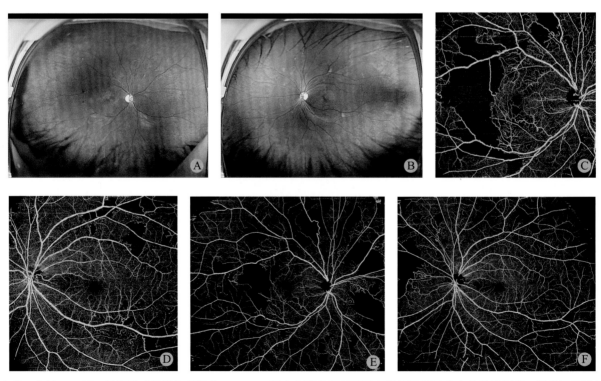

　　患者，女性，22 岁，诊断为系统性红斑狼疮。A、B：超广角眼底照相可见双眼视网膜散在出血及棉絮斑，周边视网膜颜色灰白；C、D：OCTA（12 mm×12 mm，全层视网膜）可见双眼后极部视网膜大片无灌注区，伴视网膜血管扭曲扩张；E、F：OCTA 拼图（全层视网膜）所见范围更大，清晰显示双眼视网膜血管弓外无灌注区，鼻侧尤甚。

图 11-7　超广角眼底照相和广角 SS-OCTA 图像

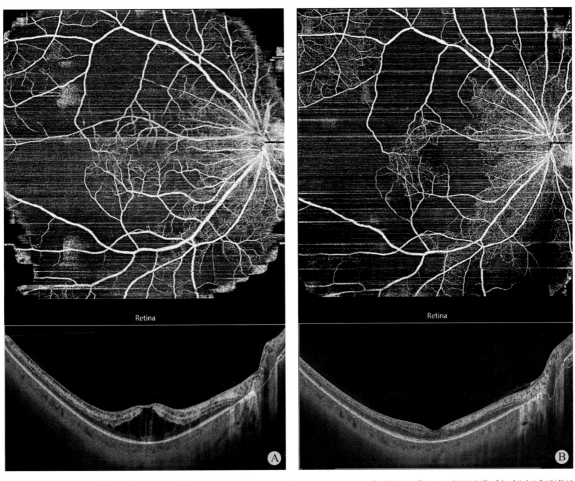

患者，女性，26 岁，诊断为系统性红斑狼疮。A：右眼 OCTA（12 mm×12 mm，全层视网膜）显示视网膜后极部广泛无灌注区，对应 B-scan 图像可见黄斑囊样水肿（CME）。B：积极治疗一个半月后，右眼 OCTA（12 mm×12 mm，全层视网膜）显示视网膜灌注较前有所恢复，但无灌注面积仍广泛。对应 B-scan 描图像显示 CME 消退，但中心凹椭圆体带消失。

图 11-8　广角 SS-OCTA 图像

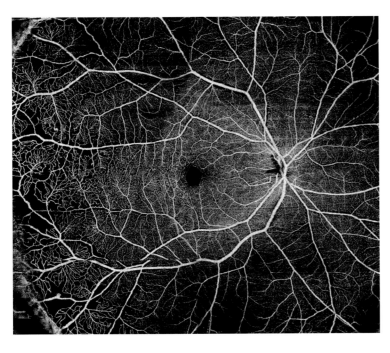

患者，女性，23 岁，诊断为右眼视网膜血管炎，视力 0.8。OCTA 拼图（内层视网膜）显示右眼颞侧视网膜毛细血管扩张、密度降低。

图 11-9　超广角 SS-OCTA 拼图

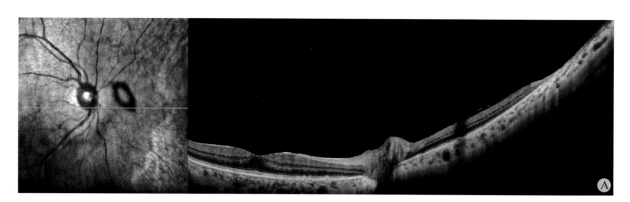

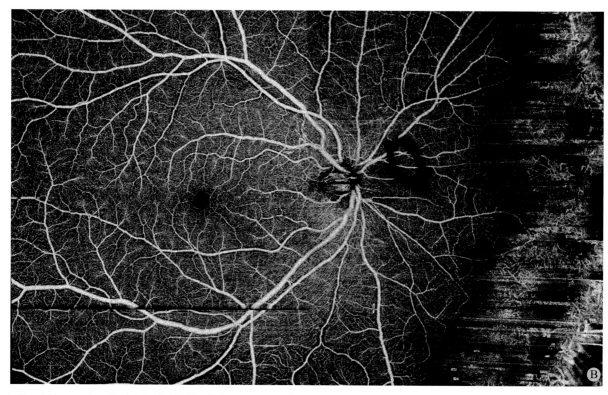

患者，女性，30 岁，诊断为右眼视网膜血管炎。A：OCT 单线扫描可完整显示黄斑区至视盘鼻侧范围，深度可达脉络膜巩膜交界面。可见鼻侧中周部视网膜神经上皮层萎缩变薄，RPE 消失；B：OCTA 拼图（全层视网膜）由于鼻侧视网膜全层萎缩，分层困难，可透见下方脉络膜血管。近视盘处可见 Weiss 环投影。

图 11-10　广角 SS-OCT 及超广角 SS-OCTA 图像

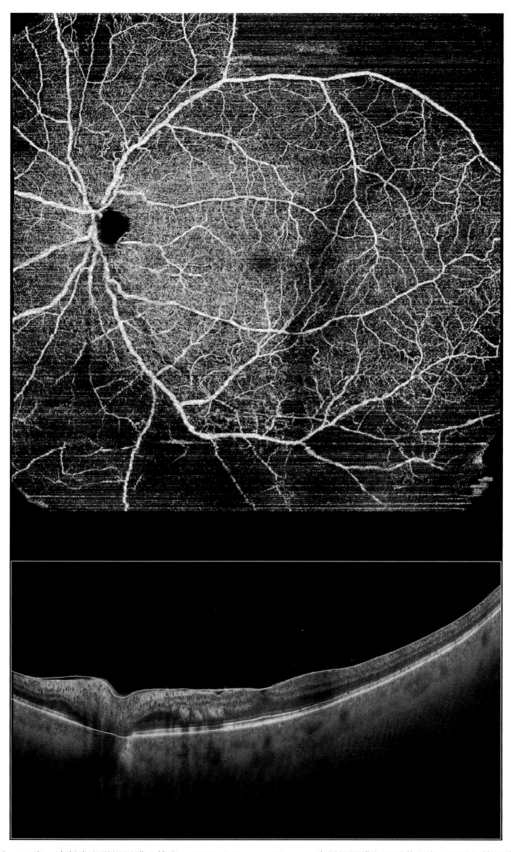

患者，男性，55 岁，诊断为左眼视网膜血管炎。OCTA（12 mm×12 mm，全层视网膜）显示黄斑中心凹无血管区消失，视网膜静脉管径不均，血管弓外可见无灌注区。对应 B-scan 图像可见黄斑轻度水肿、中心凹变平。

图 11-11　广角 SS-OCTA 图像

○ 伏格特 – 小柳 – 原田综合征

　　伏格特 – 小柳 – 原田综合征（Vogt-Koyanagi-Harada，VKH），眼部常表现为后葡萄膜炎到全葡萄膜炎的改变，包括弥漫性脉络膜炎、脉络膜视网膜炎、视盘炎、视神经视网膜炎等，可导致多灶性视网膜脱离，甚至是大疱性视网膜脱离。晚期表现为视网膜萎缩和脉络膜血管增厚，形成晚霞状眼底和 Dalen-Fuchs 结节。OCT 特点包括视网膜多发浆液性视网膜脱离、RPE 皱褶、脉络膜增厚等（图 11-12，图 11-13）。

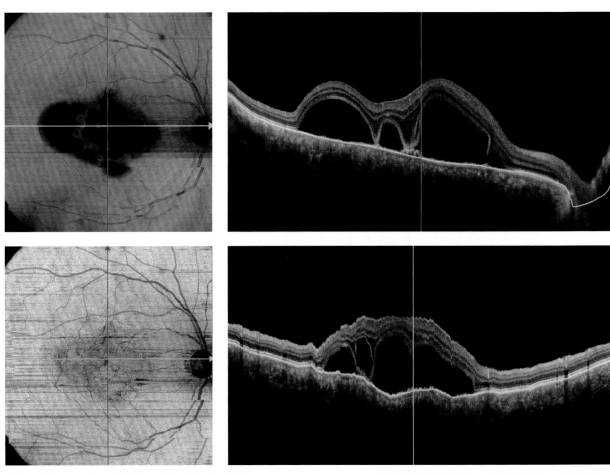

患者，女性，34 岁，双眼眼红 1 周，伴头痛、耳鸣。SS-OCT（12 mm×12 mm）可见视网膜神经上皮多灶性脱离，RPE 皱褶，脉络膜增厚。

图 11-12　广角 SS-OCT 图像

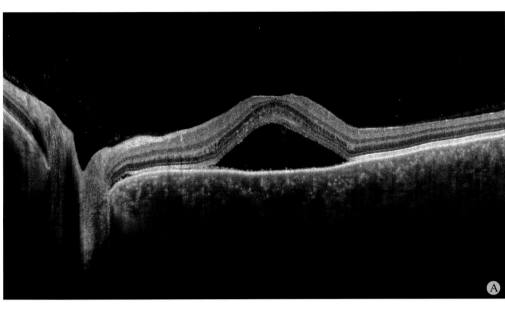

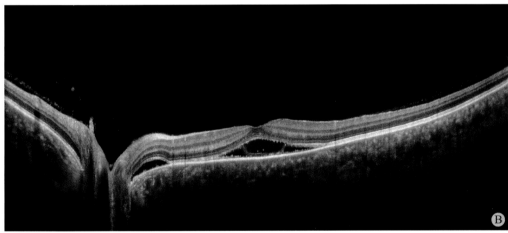

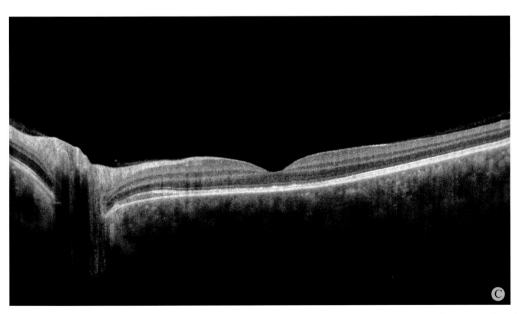

患者，女性，31 岁，双眼眼红 3 天。A：初诊时左眼 SS-OCT（12 mm×12 mm）可见浆液性视网膜脱离，视网膜及脉络膜可见点状高反射；B：经激素滴眼液及球侧注射曲安奈德治疗 4 天后，视网膜下积液减少；C：继续激素滴眼治疗 2 周后，视网膜下积液完全吸收。

图 11-13　广角 SS-OCT 单线扫描

白塞病

　　白塞病（Behçet 病）是一种以葡萄膜炎、口腔溃疡和皮肤损伤为特征的多器官慢性自身免疫性疾病。眼部病变包括合并前房积脓的前葡萄膜炎、视网膜血管炎、视网膜炎等，眼底常表现为视网膜出血、水肿及黄白色渗出。OCT 特点：伴有黄斑水肿的白塞病可见视网膜增厚，外层视网膜囊腔，腔内为液性低反射信号。晚期白塞病可造成视网膜局部萎缩、RPE 萎缩等。OCTA 可见 FAZ 不规则，黄斑中心凹旁的毛细血管拱环紊乱、血管稀疏等（图 11-14，图 11-15）。

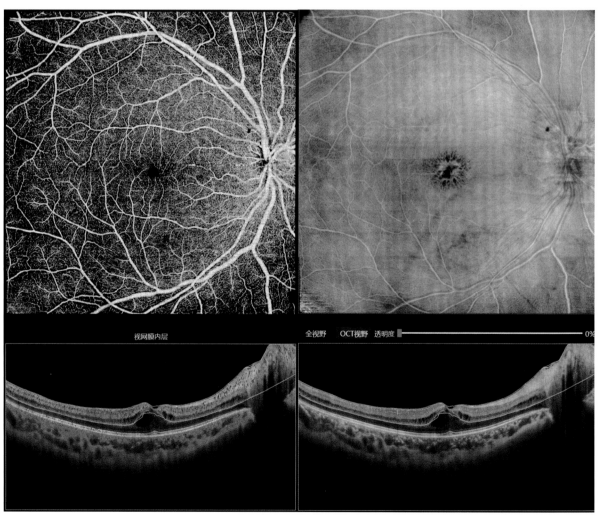

　　患者，女性，20 岁，双眼突发视力下降、视物变形 1 周。OCTA（12 mm×12 mm）可见右眼视网膜内层 FAZ 不规则，视网膜增厚，黄斑区液性囊腔，脉络膜增厚。

图 11-14　广角 SS-OCTA 图像

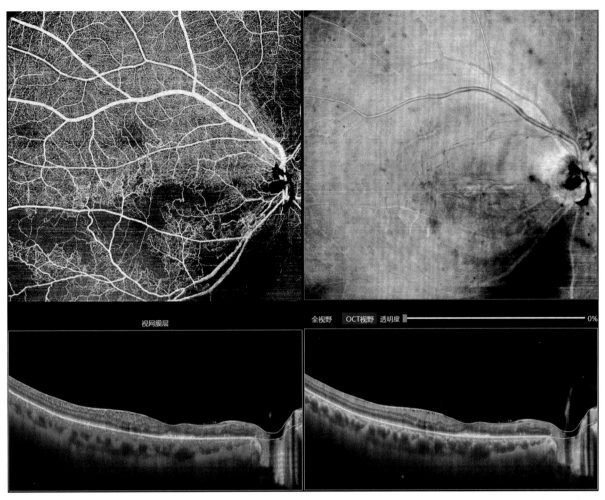

患者，男性，44 岁，确诊白塞病 20 余年。OCTA（12 mm×12 mm）可见右眼视网膜内层下方血管稀疏，下方部分区域无血流信号，黄斑拱环破坏，FAZ 不规则。B-scan 可见右眼视网膜萎缩变薄，中心凹内层视网膜结构紊乱，椭圆体带不连续。

图 11-15　广角 SS-OCTA 图像

点状内层脉络膜病变

点状内层脉络膜病变（punctate inner choroidopathy，PIC）是一种少见的眼部炎性疾病，常影响年轻的近视女性。患者表现为中心视力下降、闪光感和中心暗点。眼底检查可见多发的圆形黄白色点状病变，无眼内炎症。PIC 通常是一种良性疾病，大多数患者可以随诊观察。但是如果合并脉络膜新生血管（CNV）和视网膜下纤维化，就会造成严重的视力损伤。靠近黄斑中心的炎性病变（但无 CNV）可行全身或眼周 / 眼内类固醇激素或免疫调节剂和免疫抑制剂治疗。如果发生继发性 CNV，可行玻璃体腔注射抗 VEGF 药物治疗（图 11-16 至图 11-23）。

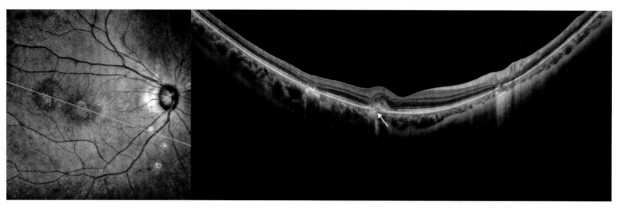

患者，女性，45 岁，主诉急性眼前暗点。SS-OCT（12 mm×12 mm 单线扫描）显示两处脉络膜视网膜病变处于活动期，伴椭圆体带嵌合体带和外界膜的缺失。中心凹下的病灶表现为视网膜外层高反射信号和 RPE 中断（白色箭头）。

图 11-16　广角 SS-OCT 单线扫描

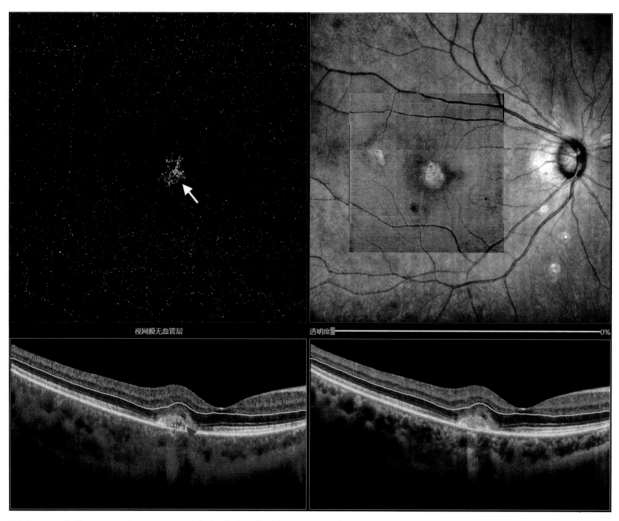

同图 11-16 患者，OCTA（6 mm×6 mm 视网膜无血管层）可用于识别并除外继发性脉络膜新生血管，可见中心凹下的继发性 CNV（白色箭头），相应的 B-scan 显示红色的血流信号位于 RPE 上和视网膜下（红色箭头）。

图 11-17　SS-OCTA 图像

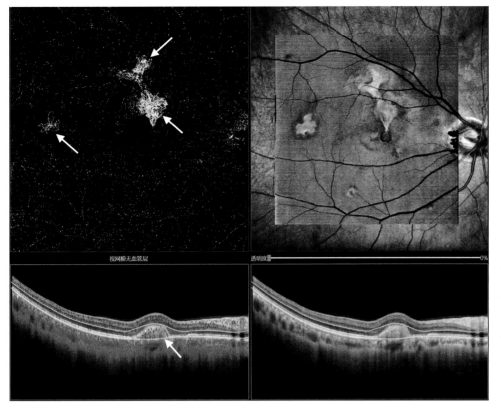

患者，男性，27 岁，右眼视力下降、视物变形 1 年，诊断为右眼 PIC，彩色眼底照相可见右眼后极部多个灰白色病灶。OCTA（9 mm × 9 mm 视网膜无血管层）显示多个灰白色病灶为继发性 CNV（白色箭头），相应的 B-scan 显示红色的血流信号位于 RPE 上和视网膜下。

图 11-18　广角 SS-OCTA 图像

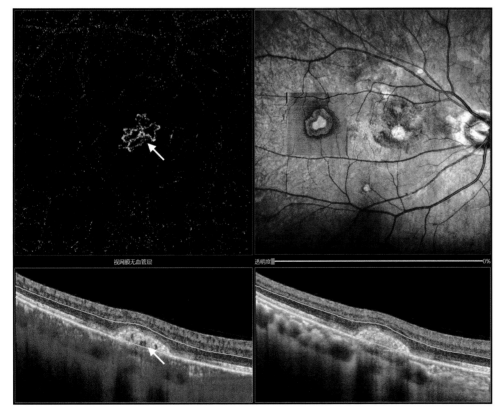

同图 11-18 患者，OCTA（3 mm × 3 mm 视网膜无血管层）可更清晰地显示中心凹颞侧继发性 CNV 的血管形态（白色箭头），相应的 B-scan 显示红色的血流信号位于 RPE 上和视网膜下。

图 11-19　黄斑颞侧 SS-OCTA 图像

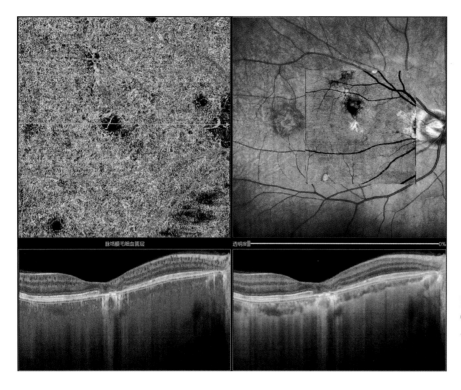

同图 11-18 患者，OCTA（6 mm ×
6 mm 脉络膜毛细血管层）及 B-scan
显示中心凹下的 RPE 及脉络膜萎
缩病灶。

图 11-20　黄斑区 SS-OCTA 图像

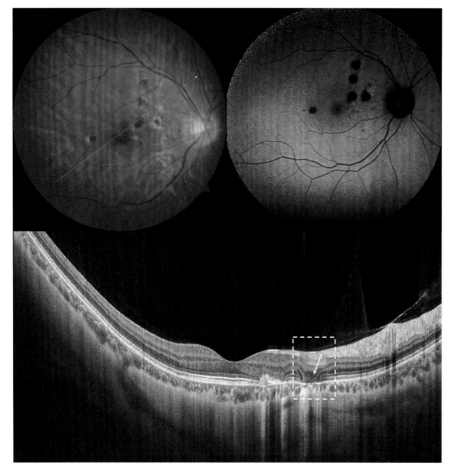

患者，男性，37 岁，双眼视力下
降 3 年，左眼视物变形 1 个月，
诊断为双眼 PIC。右眼彩色眼底照
相可见后极部多个类圆形病灶，
部分为黄白色，部分为色素增殖
病灶，眼底自发荧光相应病灶处
显示为低自发荧光。SS-OCT 显示
为椭圆体带、嵌合体带和外界膜
中断，视网膜外层高反射信号和
RPE 中断（白色箭头），部分视
网膜外丛状层和内层视网膜向脉
络膜方向嵌顿性疝出（呈 V 形外
观），穿过 RPE 和 BM 的断裂口（虚
线方框）。

图 11-21　彩色眼底照相、自发
荧光和广角 SS-OCT 图像

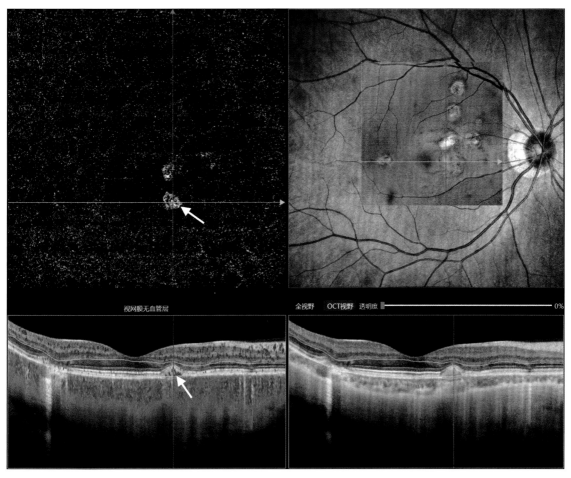

同图 11-21 患者，OCTA（9 mm × 9 mm）视网膜无血管层显示部分病灶为继发性 CNV（白色箭头），相应的 B-scan 显示红色的血流信号位于 RPE 上和视网膜下。

图 11-22　广角 SS-OCTA 图像

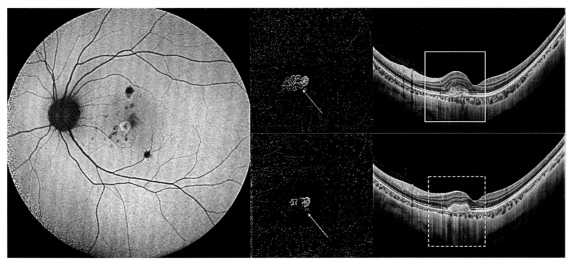

同图 11-21 患者，左眼眼底自发荧光可见多发点状和斑块状低自发荧光，黄斑中心圆形高自发荧光病灶。OCTA（6 mm × 6 mm）视网膜无血管层显示中心凹下为继发性 CNV（实线箭头），B-scan OCT 可见视网膜下边界模糊的高反射信号伴 RPE 及外界膜中断（实线方框）。患者左眼进行玻璃体腔注射抗 VEGF 药物治疗 1 个月后。OCTA（6 mm × 6 mm）视网膜无血管层显示 CNV 明显缩小（虚线箭头），B-scan OCT 显示 CNV 病灶边界清晰，外界膜和椭圆体带依稀可见（虚线方框）。

图 11-23　抗 VEGF 治疗前后 SS-OCTA 和 SS-OCT 图像对比

○ 急性区域性隐匿性外层视网膜病变

急性区域性隐匿性外层视网膜病变（acute zonal occult outer retinopathy，AZOOR）是一种少见的眼部疾病，单眼或双眼发病，病因不明，好发于青年女性，1992 年由 Gass 首次提出，是一种急性外层视网膜损伤综合征，以光感受器的局灶性病变为特征。大多数患者表现为急性视野盲点，伴闪光感。74% 的受检者视力为 0.5 以上，疾病早期眼底镜下视网膜表现正常，随疾病进展大多数患者出现区域性视网膜色素上皮萎缩。75% 的患者视野观察到盲点扩大，99% 的患者检测到视网膜电图异常。文献报道有多种治疗 AZOOR 的方法，包括应用全身皮质激素、其他全身免疫抑制剂和不同的抗生素，但没有一种被证明是有效的（图 11-24，图 11-25）。

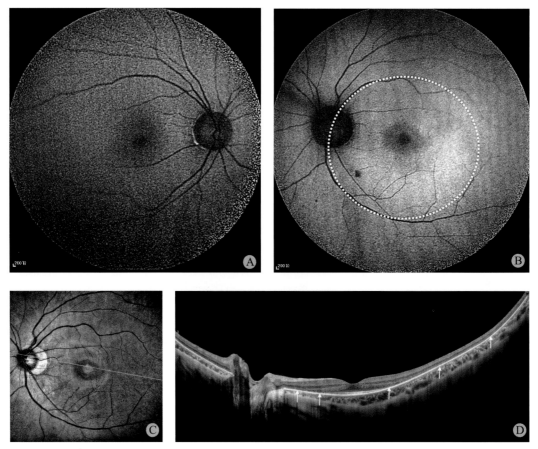

患者，女性，36 岁，双眼视力 1.0，主诉左眼前闪光感。A、B：眼底自发荧光显示，与右眼相比，左眼中心凹周围自发荧光明显增强（虚线圈）。C、D：SS-OCT 显示中心凹两侧，椭圆体带、嵌合体带和外界膜的缺失（白色箭头）。

图 11-24　眼底自发荧光和广角 SS-OCT 单线扫描

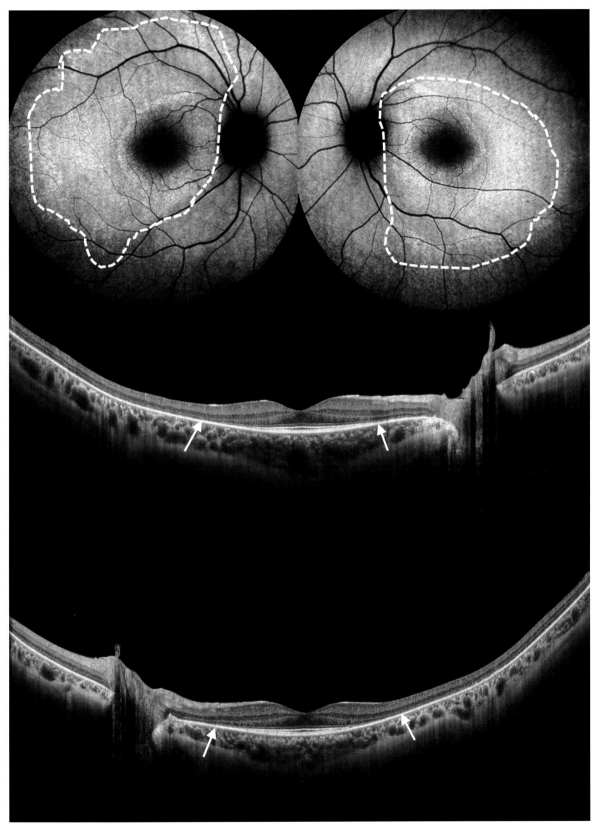

患者，女性，38 岁，双眼视力 1.2，主诉双眼前闪光感。眼底自发荧光显示双眼中心凹周围自发荧光明显增强（虚线圈）。SS-OCT 显示中心凹两侧，椭圆体带、嵌合体带和外界膜的缺失（白色箭头）。

图 11-25 眼底自发荧光和广角 SS-OCT 单线扫描

多发性一过性白点综合征

多发性一过性白点综合征（multiple evanescent white dot syndrome，MEWDS）是一种急性炎症性病变，单眼多见，常见于年轻近视女性，主诉视野缺损或视物模糊，发病前常有流感样症状。眼底表现为深层视网膜或 RPE 层多发的白色小点状病灶，相应的 FFA 表现为大小不等的强荧光点，ICGA 则为弱荧光，眼底自发荧光表现为强荧光，而且比 FFA 上看到的病灶更多；黄斑中心凹多呈颗粒样外观，也可伴玻璃体细胞或视盘炎症。MEWDS 一般为自限性疾病，在几周内视力恢复，病灶消退（图 11-26 至图 11-29）。

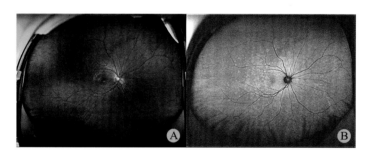

患者，女性，28 岁，右眼突发颞侧视野缺损，视力 0.6，视野检查发现右眼颞侧视野缺损。A：超广角眼底照相可见右眼后极部淡淡的白色点状病灶；B：超广角眼底自发荧光可见更多的强荧光斑点。

图 11-26　超广角眼底照相和自发荧光

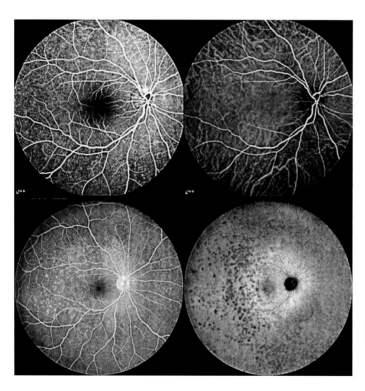

同图 11-26 患者，FFA 早期可见右眼后极部多灶强荧光点斑，靠近周边的白点病灶更大更稀疏，造影晚期视盘强荧光，静脉扩张伴管壁着染；ICGA 显示多发深层视网膜病灶，造影晚期呈弱荧光，部分融合。

图 11-27　FFA 和 ICGA 图像

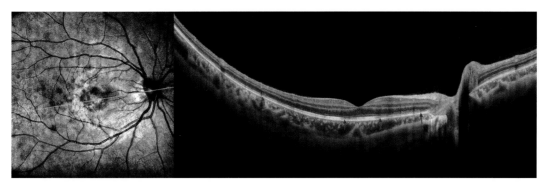

同图 11-26 患者，SS-OCT 单线扫描可见右眼椭圆体带中断（红色箭头）。

图 11-28　广角 SS-OCT 单线扫描

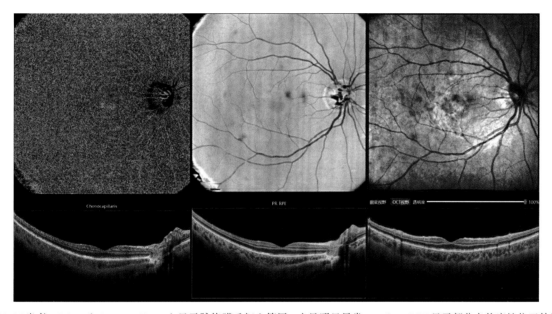

同图 11-26 患者，OCTA（12 mm×12 mm）显示脉络膜毛细血管层，未见明显异常；en face OCT 显示部分点状病灶位于外核层；共聚焦扫描眼底镜（cSSO）图像，可清晰显示病灶位于视网膜深层。

图 11-29　广角 SS-OCTA、en face OCT 和 cSSO 图像

重叠的白点综合征

　　眼底表现为多灶性白点的特发性炎性病称为白点综合征，包括多灶性脉络膜炎（PIC 或 multifocal choroidopathy，MFC）、多发性一过性白点综合征（MEWDS）、急性黄斑神经视网膜炎（acute macular neuroretinopathy，AMN）、急性区域性隐匿性外层视网膜病变（AZOOR）等。有一些患者可以表现为两种或以上的白点综合征，即重叠的白点综合征（图 11-30 至图 11-33）。

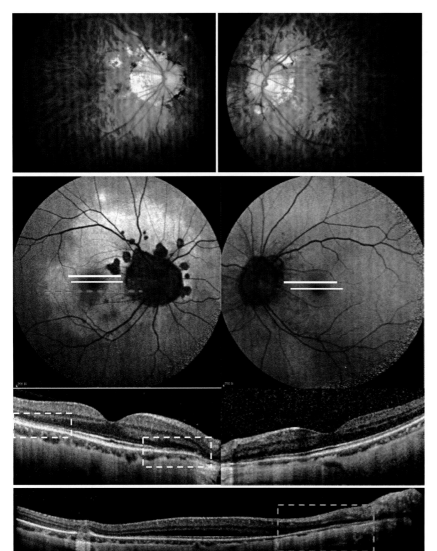

患者，男性，36岁，高度近视，主诉右眼闪光感1个月，彩色眼底照相显示双眼豹纹状眼底和视盘旁多发黄白色点状病灶，FFA显示右眼后极部弥漫自发荧光增强，SD-OCT显示右眼局部椭圆体带模糊（虚线方框），中心凹颞侧视网膜下病灶伴RPE、椭圆体带破坏和下方高穿透性，是炎症性病变独有的特征（绿色箭头）。

图11-30　彩色眼底照相、眼底自发荧光、SD-OCT图像

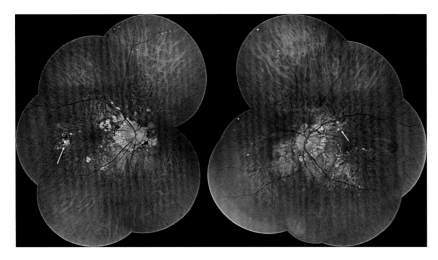

同图11-30的患者，随诊4年后，双眼点状黄白色病灶增多，部分病灶伴色素增殖，视盘周围脉络膜弥漫萎缩。

图11-31　彩色眼底照相

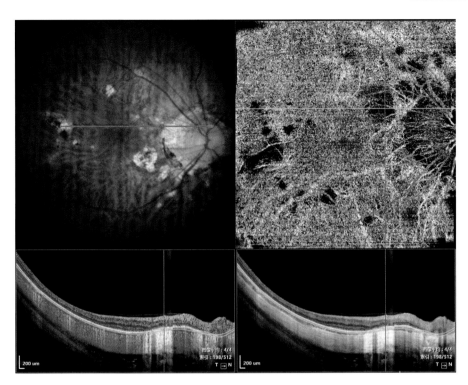

同图 11-30 患者，随诊 4 年后，右眼黄白色点状病灶增多，SS-OCTA（9 mm×9 mm）脉络膜毛细血管层显示病灶的脉络膜血管萎缩，无血流信号。

图 11-32　彩色眼底照相、SS-OCTA 图像

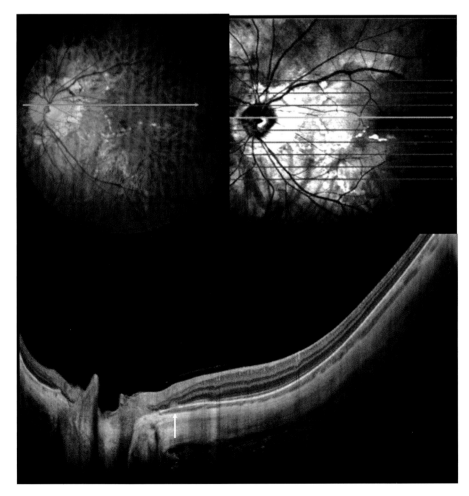

同图 11-30 患者，随诊 4 年后，SS-OCT 显示左眼视盘旁出现新的视网膜下点状病灶，伴局部椭圆体带和 RPE 破坏。

图 11-33　彩色眼底照相、SS-OCT 图像

参考文献

1. 杨培增. 葡萄膜炎的诊断及相关问题. 中华眼科杂志，2002，38（4）：250-253.

2. FAGAN X，CHAN W O，LIM L，et al. Spectral domain optical coherence tomography in macular diseases. New Delhi：Springer India，2017：353-380.

3. LEE J. Optical Coherence Tomography. Cham：Springer International Publishing，2016：97-109.

4. GALLAGHER M J，YILMAZ T，CERVANTES-CASTANEDA R A，et al. The characteristic features of optical coherence tomography in posterior uveitis. Br J Ophthalmol，2007，91（12）：1680-1685.

5. 李漫丽，牛超，王志立，等. 频域 OCT 定性定量分析葡萄膜炎性黄斑水肿. 中国实用眼科杂志，2012，30（2）：112-115.

6. CHEE S P，AFRIN M，TUMULAK M J，et al. Role of optical coherence tomography in the prognosis of vogt-koyanagi-harada disease. Ocul Immunol Inflamm，2019：1-6.

7. ZHANG X，ZUO C，LI M，et al. Spectral-domain optical coherence tomographic findings at each stage of punctate inner choroidopathy. Ophthalmology，2013，120（12）：2678-2683.

8. CAMPOS J，CAMPOS A，MENDES S，et al. Punctate inner choroidopathy：a systematic review. Med Hypothesis Discov Innov Ophthalmol，2014，3（3）：76-82.

9. MUNK M R，JUNG J J，BIGGEE K，et al. Idiopathic multifocal choroiditis/punctate inner choroidopathy with acute photoreceptor loss or dysfunction out of proportion to clinically visible lesions. Retina，2015，35（2）：334-343.

10. Monson D M，Smith J R. Acute zonal occult outer retinopathy. Surv Ophthalmol，2011，56（1）：23-35.

（陈欢　王月麟　张碧磊）

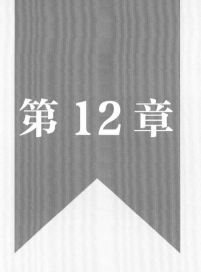

第12章 遗传及发育异常性眼底病变

○ 视网膜色素变性

视网膜色素变性（retinitis pigmentosa，RP）是一种进行性、遗传性、营养不良性退行性病变，主要表现为慢性进行性视野缺失，夜盲，眼底表现为中周部视网膜骨细胞样色素沉着、血管变细及视盘蜡黄样萎缩，最终可导致视力下降。SS-OCT中常见征象为外层视网膜萎缩变薄，椭圆体带（光感受器细胞层）消失，由周边向中央推进，部分患者出现黄斑区水肿。由于病变多起自中周部，且主要累及视网膜外层，并继发脉络膜浅层血管改变，而广角SS-OCT及SS-OCTA在病变早中期即可发现相关异常（图12-1，图12-2），可用于疾病的随访。

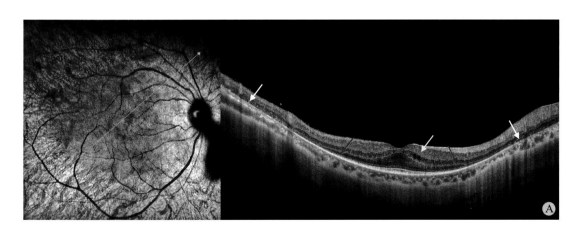

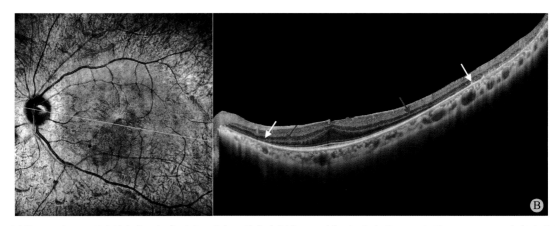

患者，男性，53岁，双眼自幼夜盲，视力下降5余年。临床诊断为RP，矫正视力右眼0.4，左眼0.6。A、B：患者右眼和左眼的广角SS-OCT线扫图像，均可见由周边向黄斑区推进的外层视网膜萎缩。周边部外层视网膜几乎全部消失（白色箭头以外区域），向内可见外丛状层（白色箭头）、外颗粒层及光感受器细胞层（红色箭头），黄斑中心凹可见内颗粒层囊腔（黄色箭头）。

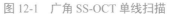

图 12-1　广角 SS-OCT 单线扫描

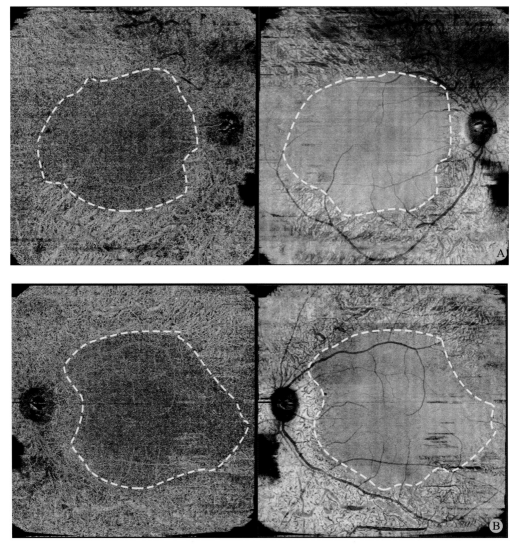

同图 12-1 患者。A、B：右眼和左眼的广角 SS-OCTA 图像，表现为周边部脉络膜毛细血管层血流信号增强，但血流密度降低，与 B-scan 中显示外层视网膜萎缩区域相对应，黄斑区外丛状层结构保留区域，其脉络膜毛细血管层血流信号大致正常。

图 12-2　广角 SS-OCTA 图像

眼底黄色斑点症

眼底黄色斑点症，又称 Stargardt 病（stargardt disease，STGD），大多在恒齿生长期开始发病，是一种原发于视网膜色素上皮（RPE）层，后累及外层视网膜尤其是光感受器细胞（主要为视锥细胞）的常染色体隐性遗传病，散发性者亦非少见，较多发生于近亲婚配的子女，患者双眼受累，同步发展，性别无明显差异。目前报告最常见为 *ABCA4* 基因突变导致的 STGD。

SS-OCT 检查中可见黄斑区外层视网膜萎缩变薄，RPE 层信号消失，椭圆体带信号模糊，晚期可出现视网膜外层管状结构等退行性变化（图 12-3）。SS-OCTA 检查中视网膜血流信号可出现黄斑无血管区面积的轻度扩大，黄斑区脉络膜毛细血管层血流密度降低，与 RPE 病变继发外层视网膜及脉络膜毛细血管层萎缩相关（图 12-4）。

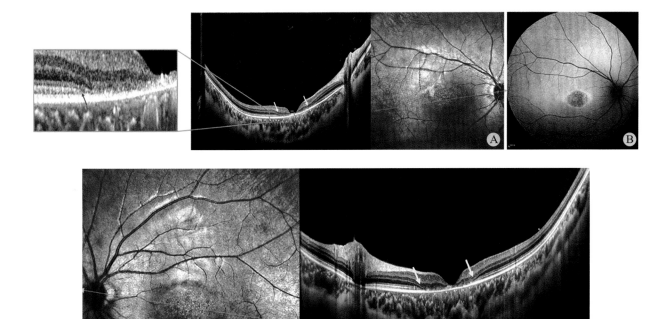

患者，男性，13 岁，双眼渐进性中心视力下降 3 年。临床诊断为双眼 STGD。基因检测显示 *ABCA4* 纯合突变。A、C：患者双眼黄斑区 SS-OCT 线扫描可见黄斑中心区外层视网膜萎缩，RPE 层、椭圆体带及外丛状层均消失（黄色箭头）。缺失部分范围 RPE 层＞椭圆体＞外丛状层（红色箭头）。B：右眼自发荧光表现为牛眼样黄斑区弱荧光，周围强荧光晕。

图 12-3　广角 SS-OCT 线扫描

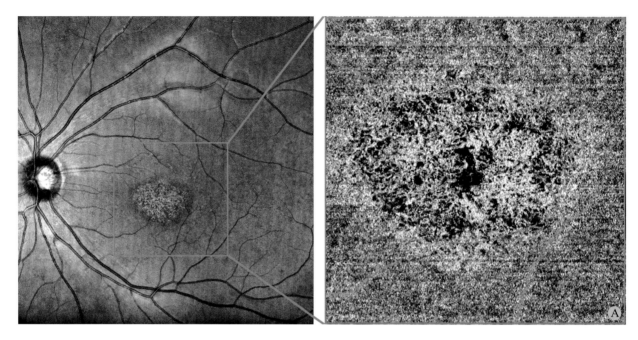

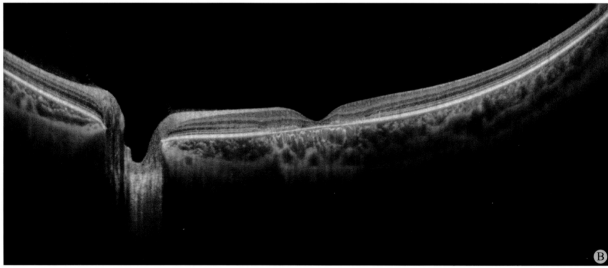

患者，女性，15 岁，双眼渐进性中心视力下降 2 年，临床诊断为双眼 STGD。A：黄斑区牛眼样病变，对应 SS-OCTA 显示脉络膜毛细血管层血流密度降低，边界与外层视网膜萎缩区域基本对应，其内信号不均匀低血流密度信号；B：左眼广角 SS-OCT 线扫，可见黄斑区外层视网膜萎缩，结构紊乱，椭圆体带信号异常。

图 12-4　广角 SS-OCTA 及 SS-OCT 线扫描

先天性视网膜劈裂症

先天性视网膜劈裂症，又称为 X 连锁青少年视网膜劈裂症（X-linked juvenile retinoschisis，RS or XLRS），是指视网膜神经上皮层劈裂为内外两层。多见于男性儿童，女性罕见。遗传方式为 X 连锁隐性遗传，常见致病基因为 *RS1*。眼底可见黄斑区视网膜内颗粒层劈裂及颞下视网膜神经纤维层劈裂，黄斑区病变需与黄斑囊样水肿相鉴别，颞下视网膜病变需与视网膜脱离相鉴别。SS-OCT 尤其是广角扫描模式可将两者包括在其中，对于劈裂的层次显示亦更为清晰，更有助于明确诊断（图 12-5 至图 12-7）。

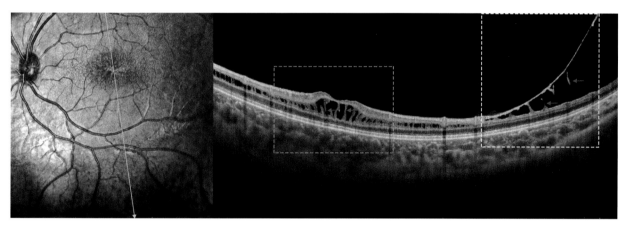

患者，男童，6 岁，自幼双眼视力差，加重半年。临床诊断为双眼 RS。基因检测显示 X 染色体 *RS1* 突变致病。患者左眼广角 SS-OCT 检查显示黄斑区内颗粒层劈裂，颞下方视网膜神经纤维层劈裂。劈裂视网膜两层间可见桥样连接（红色箭头）。

图 12-5　广角 SS-OCT 图像

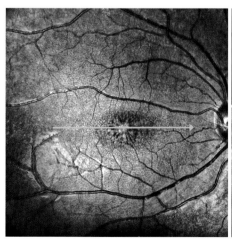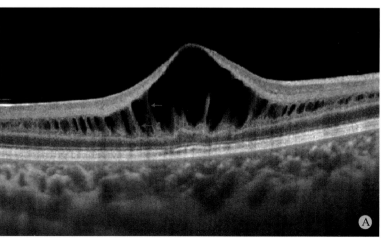

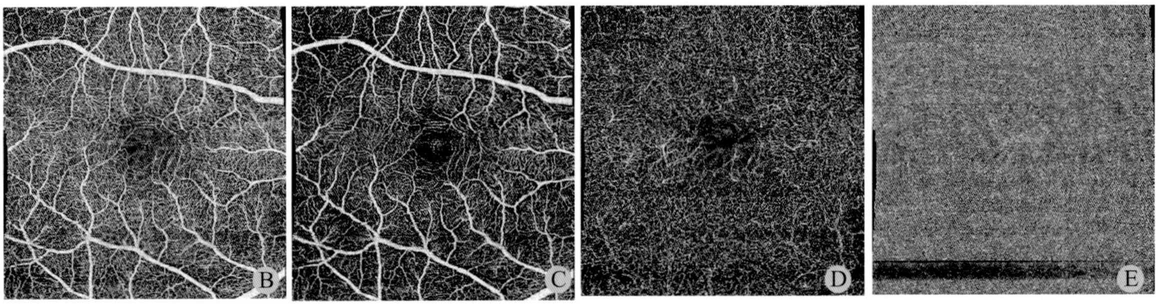

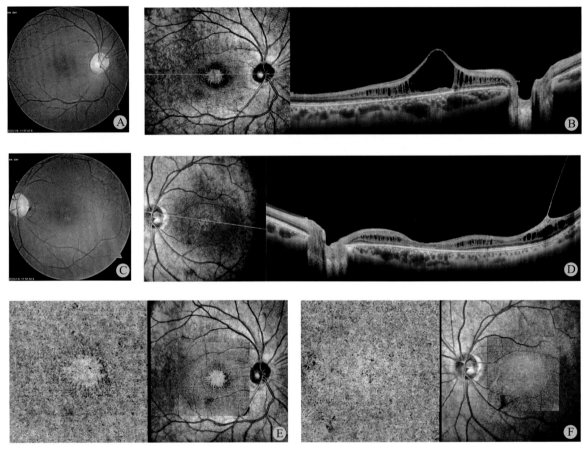

同图 12-5 患者，A：右眼黄斑区可见外层视网膜劈裂及桥样连接（红色箭头）。SS-OCTA 可见浅层视网膜毛细血管层血流信号大致正常（C），深层视网膜毛细血管层（D）黄斑中心凹无血管区扩大。B～E：分别为视网膜内层（含浅层与深层）、浅层视网膜毛细血管层、深层视网膜毛细血管层及脉络膜毛细血管层。

图 12-6　黄斑区 SS-OCT 及 SS-OCTA 图像

患者，男性，40岁，双眼中心暗点、视物变形数年，近期加重。临床诊断为双眼黄斑区 RS。患者双眼彩色眼底照相及广角 SS-OCT 检查眼底像可见黄斑区囊样改变，但无渗出（A、C）；SS-OCT 显示黄斑区内颗粒层劈裂，及左眼颞上方视网膜神经纤维层劈裂（B、D），劈裂视网膜两层间可见桥样连接（红色箭头）。脉络膜血流信号可见散在、多发、大小不等的穿凿样低信号区域，黄斑区多见（E、F）。

图 12-7　彩色眼底照相、广角 SS-OCT 及 SS-OCTA 图像

○ 脉络膜缺损

脉络膜缺损（coloboma chorioideae）是脉络膜及 RPE 层的缺损，常为眼球先天性组织缺损的一部分，多与早期胚眼的发育过程中胚裂闭合不全有关。眼底检查可见缺损区巨大凹陷，透见瓷白色巩膜，可发生于周边部视网膜，也可累及黄斑和视盘等。SS-OCT 扫描深度及宽度均较频域 OCT 有明显提高，同时可以保证较高的分辨率，因此在显示脉络膜缺损部位的组织结构变化中更有优势（图 12-8 至图 12-10）。

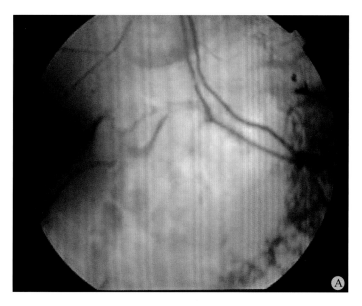

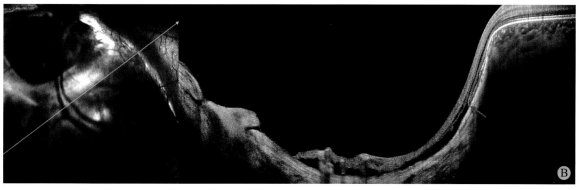

患者，女童，6 岁，左眼自幼视力差，眼球震颤明显。左眼矫正视力 0.05，眼底检查可见视盘及其下方大片脉络膜缺损。临床诊断为左眼脉络膜缺损。A：彩色眼底照相可见患者左眼视盘下方大片脉络膜缺损，透见瓷白色巩膜；B：左眼 SS-OCT 可见视盘下方巨大凹陷，其内脉络膜缺如，并可见明确 RPE 层及光感受器细胞层止端（红色箭头）。视网膜结构紊乱，可见清晰巩膜信号。

图 12-8 彩色眼底照相及广角 SS-OCT 线扫描

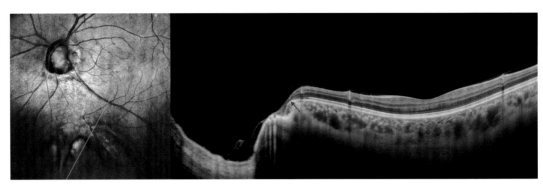

患者，女性，29岁，左眼自幼视野缺损，查体左眼视力0.8，眼底可见视盘下方巨大脉络膜缺损凹陷。临床诊断为左眼脉络膜缺损。患者左眼 SS-OCT 经病灶区扫描，可见视盘下方巨大凹陷，其内视网膜脉络膜缺如，并可于病灶边缘处见明确 RPE 层及光感受器细胞层止端（红色箭头）。

图 12-9　广角 SS-OCT 线扫描

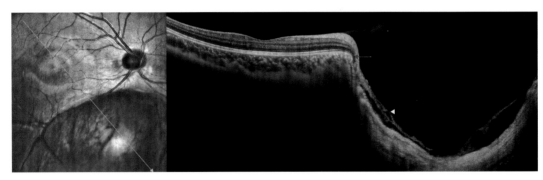

患者，女童，8岁，右眼视物缺损，右眼底可见视盘下方、血管弓以外巨大脉络膜缺损凹陷病灶。临床诊断为右眼脉络膜缺损。患者右眼 SS-OCT 经病灶区扫描，可见视盘下方、血管弓以外巨大凹陷，其内视网膜脉络膜缺如，仅可见纱膜样组织（黄色三角），并可于病灶边缘处见明确 RPE 层及光感受器细胞层止端（红色箭头）。

图 12-10　广角 SS-OCT 线扫描

参考文献

1. FALFOUL Y, ELLEUCH I, MATRI K E, et al. Multimodal imaging in retinitis pigmentosa：correlations among microvascular changes，macular function and retinal structure. J Curr Ophthalmol，2020，32（2）：170-177.

2. HAN I C, WHITMORE S S, CRITSER D B, et al. wide-field swept-source OCT and angiography in x-linked retinoschisis. Ophthalmol Retina，2019，3（2）：178-185.

3. PIRI N, NESMITH B L, SCHAAL S. Choroidal hyperreflective foci in stargardt disease shown by spectral-domain optical coherence tomography imaging：correlation with disease severity. JAMA Ophthalmol，2015，133（4）：398-405.

4. JAIN S, KUMAR V, SALUNKHE N, et al. Swept-source OCT analysis of the margin of choroidal coloboma：new insights. Ophthalmol Retina，2020，4（1）：92-99.

（李冰）

第13章 眼内肿瘤

眼内肿瘤是一类可显著威胁患者视力甚至生命的疾病,眼底常见肿瘤主要有脉络膜血管瘤、脉络膜骨瘤、视网膜血管瘤、视网膜错构瘤、脉络膜黑色素瘤、原发性眼内淋巴瘤等。眼内肿瘤的诊断金标准为组织病理检查,但由于其位置的特殊性,大部分肿瘤无法进行局部切除或活检,故各种影像学检查成为其诊断的主要依据。眼内肿瘤的OCT表现并无显著特异性,仅依据OCT检查难以确诊,但OCT作为一种无创、高分辨率、高可重复性的检查,可显示眼内肿瘤的部分形态特征及其继发的视网膜改变,对于眼内肿瘤的诊断、随诊均有一定的应用价值。

脉络膜血管瘤

脉络膜血管瘤(图13-1至图13-11)是一种良性血管错构瘤,常表现为黄斑区或视盘旁区域的无色素性橘红色隆起病灶,其病灶渗漏常引起视网膜脱离及视网膜囊样水肿,可导致视力严重受损。

脉络膜血管瘤的OCT表现主要为视网膜不同程度的轮廓光滑隆起,部分伴神经上皮层下液性暗区。EDI-OCT显示脉络膜血管瘤的脉络膜毛细血管层、Haller层及Sattler层血管腔与脉络膜黑色素瘤、脉络膜转移癌等肿物相比更为扩张。

脉络膜血管瘤的OCTA扫描可显示占位中的血管形态,中心处肿瘤被密集多分支的毛细血管高反射信号环绕,周边处血管较为稀疏。

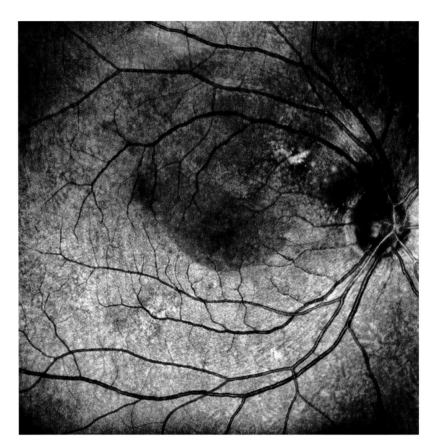

患者，女性，35 岁，主因"右眼视力下降伴视物变形"就诊，眼底可见右眼视盘颞上方橘红色隆起病灶，黄斑区色素上皮脱离。

图 13-1　共聚焦扫描眼底镜（cSSO）图像

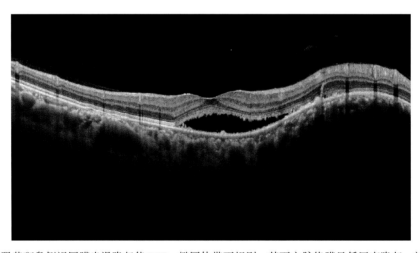

同图 13-1 患者的右眼黄斑鼻侧视网膜光滑隆起伴 RPE、椭圆体带不规则，其下方脉络膜呈低回声隆起，神经上皮层间水肿，黄斑区神经上皮层下液性暗区。

图 13-2　广角 SS-OCT 单线扫描

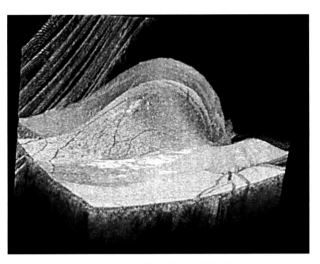

同图 13-1 患者的瘤体部位视网膜高度隆起。

图 13-3 3D SS-OCT 扫描

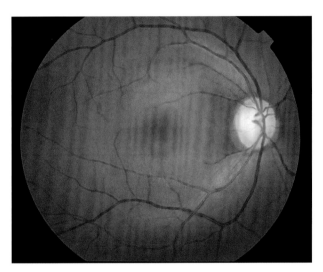

患者主因"右眼视力下降"就诊，发现右眼眼底黄斑区橘红色隆起病灶。

图 13-4 彩色眼底照相

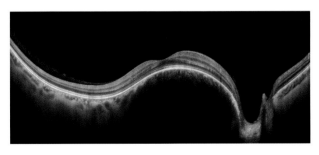

同图 13-4 患者的右眼黄斑区视网膜光滑隆起，下方脉络膜隆起呈低反射信号，遮挡下方巩膜信号。

图 13-5 广角 SS-OCT 单线扫描

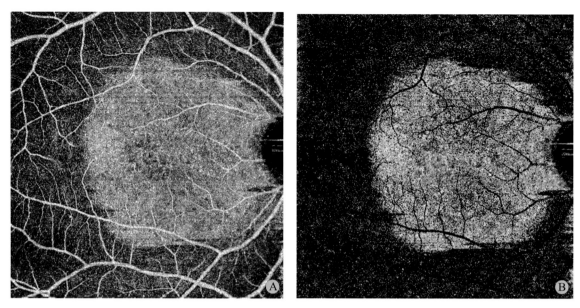

A：SS-OCTA 视网膜血管层图像显示病灶处血管形态，瘤体表面血管密集（扫描范围 6 mm×6 mm，分辨率 1024 像素 ×1024 像素）；
B：SS-OCTA 无血管层图像显示病灶区异常血管形态（扫描范围 6 mm×6 mm，分辨率 1024 像素 ×1024 像素）。

图 13-6 SS-OCTA 图像

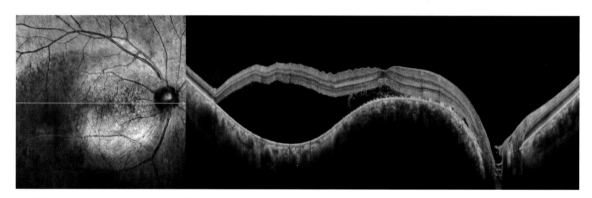

患者，男性，54 岁，主因"右眼视力下降"就诊。广角 SS-OCT 单线扫描显示位于视盘颞侧的病灶中央处全层视网膜脉络膜呈圆顶状光滑隆起，伴少量视网膜下渗出，神经上皮层间积液，黄斑区及黄斑颞侧神经上皮下较广泛液性暗区。

图 13-7 广角 SS-OCT 单线扫描

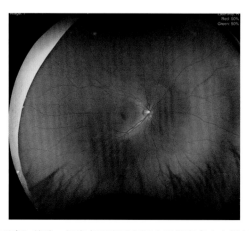

患者，男性，40 岁，主因"右眼视力下降"就诊，超广角眼底照相见右眼视盘鼻上方橘红色隆起病灶，黄斑区色素上皮脱离。

图 13-8 超广角眼底照相

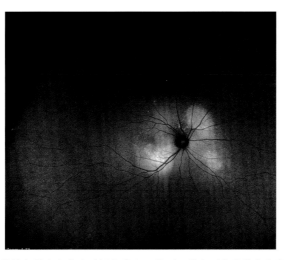

同图 13-8 患者的右眼自发荧光示视盘鼻上、鼻下、黄斑下方片状高自发荧光区域。

图 13-9　超广角眼底照相

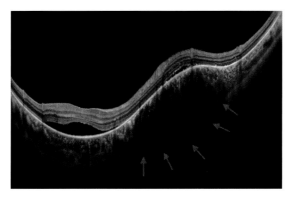

同图 13-8 患者的广角 SS-OCT 显示右眼视网膜脉络膜光滑隆起，其上方可见神经上皮层囊样水肿，其下方可见脉络膜占位下边缘及与巩膜交界（箭头），黄斑区及病灶鼻侧可见神经上皮下液性暗区。

图 13-10　广角 SS-OCT 单线扫描

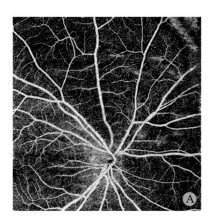 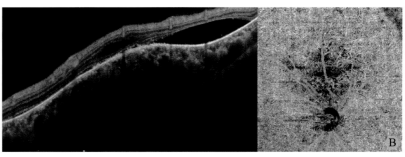

A：SS-OCTA 视网膜血管层图像显示占位病灶处血管形态，中央密集瘤体血管（扫描范围 6 mm×6 mm，分辨率 1024 像素 ×1024 像素）；B：SS-OCTA 毛细血管层图像显示视盘上方病灶处毛细血管低密度（扫描范围 6 mm×6 mm，分辨率 1024 像素 ×1024 像素）。

图 13-11　SS-OCTA 图像

◯ 脉络膜骨瘤

　　脉络膜骨瘤是一种少见的脉络膜良性肿瘤，组织病理学上以脉络膜出现成熟骨组织为特点，多发于青年女性，常表现为视盘旁或黄斑区的视网膜下黄白色或橙色病灶，可伴发脉络膜新生血管、浆液性视网膜脱离及出血，亦可出现肿瘤脱钙化从而引起视力受损。脉络膜骨瘤自然病程进展缓慢，随疾病发展或经治疗后可出现脱钙化，从而引起局部脉络膜凹陷及脉络膜新生血管（图 13-12 至图 13-15）。

　　脉络膜骨瘤的 OCT 中脉络膜层间网状反射骨组织样结构为其特征，可出现神经上皮层下及神经上皮层间低反射暗腔，伴发脉络膜新生血管时可出现神经上皮层下团块影。脉络膜骨瘤的 EDI-OCT 特征性表现包括：水平板层线（可能代表骨板）、水平高反射线（可能代表接合线）、中空的水平管状板层形态（可能代表哈弗氏管或血管沟）、垂直的管状板层形态（可能代表伏克曼氏管或血管沟）、斑点状颗粒状区域（可能代表小的骨小梁结构）。OCTA 多用于观察继发于脉络膜骨瘤的脉络膜新生血管形态，骨瘤区可呈现低反射表现，环绕瘤体周边表现为环形高反射区，肿瘤处外层视网膜及脉络膜毛细血管层可探测到异常血管网，同时可检测到脉络膜层新生血管，呈肾小球样团状高反射信号。

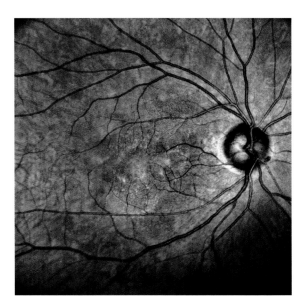

　　患者，女性，29 岁，主因"右眼视力下降伴视物变形"就诊，眼底检查发现右眼黄斑区黄白色隆起病灶。

图 13-12　共聚焦扫描眼底镜（cSSO）图像

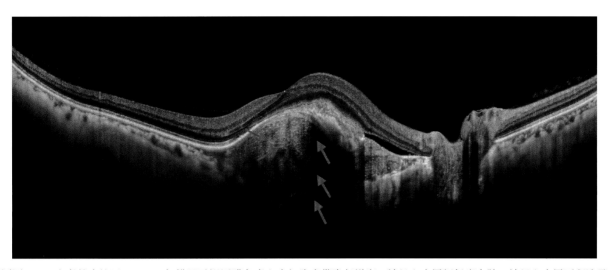

同图 13-12 患者的病灶区 SS-OCT 扫描显示视网膜色素上皮细胞光带隆起增宽，神经上皮层间轻度水肿，神经上皮层下积液及团块影，团块影之下信号衰减，脉络膜层内斑点状颗粒状反射信号（红色箭头）。

图 13-13　广角 SS-OCT 单线扫描

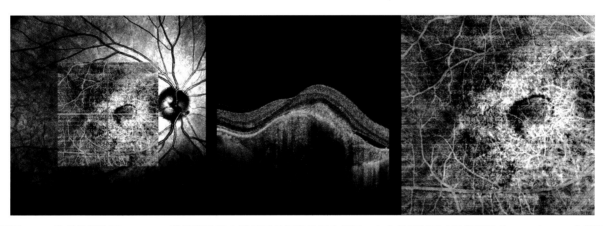

同图 13-12 患者的病灶区 SS-OCTA 脉络膜毛细血管层可见细密毛细血管网、中央低反射区（扫描范围 6 mm×6 mm，分辨率 1024 像素 ×1024 像素）。

图 13-14　SS-OCTA 图像

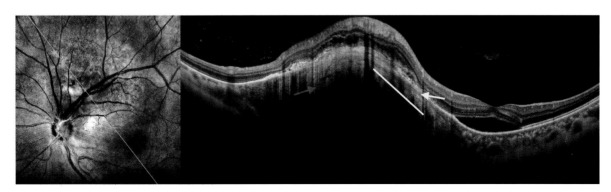

患者，女性，37 岁，主因"左眼视力下降伴视物变形近 1 个月"就诊。查体可见左眼后极部黄白色隆起病灶。病灶区 SS-OCT 扫描示视网膜色素上皮细胞光带隆起，神经上皮层间水肿，神经上皮层下团块影，脉络膜层内颗粒状反射信号（红色箭头），水平板层线（黄色箭头及黄色线标记部位）。黄斑区可见神经上皮层下积液。

图 13-15　广角 SS-OCT 单线扫描

○ 视网膜毛细血管瘤

　　视网膜毛细血管瘤可为散发，亦可为常染色体显性遗传病 Von Hipple-Lindau 综合征的临床表现之一。位于视盘附近的视网膜毛细血管瘤分为内生型（向玻璃体内生长）、外生型（向视网膜下生长）及固着型（视网膜内生长），随肿瘤生长多表现为视网膜弥漫增厚。视网膜毛细血管瘤的 OCT 检查意义主要在于发现及监测相应的视网膜改变，包括黄斑水肿、视网膜萎缩、视网膜脱离，以及视网膜前膜或视网膜下膜形成。其 OCT 表现主要为视网膜内的高信号，其后信号衰减，肿瘤附近可出现视网膜水肿、视网膜下液性暗区及视网膜前膜等表现（图 13-16 至图 13-20）。

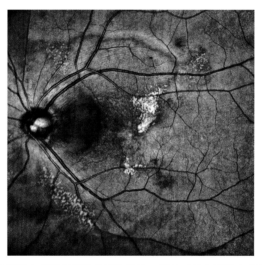

患者，女性，40 岁，主因"左眼视力下降伴视物变形"就诊，眼底可见左眼视盘旁肿物，黄斑水肿，硬性渗出。
图 13-16　共聚焦扫描眼底镜（cSSO）图像

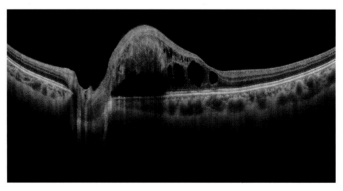

同图 13-16 患者的肿物中央层面 SS-OCT 显示左眼视盘旁视网膜内团状信号，其后有暗区，团块旁视网膜神经上皮层囊样水肿。
图 13-17　广角 SS-OCT 单线扫描

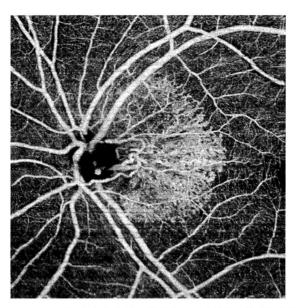

同图 13-16 患者的视网膜血管层 SS-OCTA 显示视盘旁占位的血管形态，可见滋养血管（红色箭头）（扫描范围 6 mm×6 mm，分辨率 1024 像素 ×1024 像素）。

图 13-18　SS-OCTA 图像

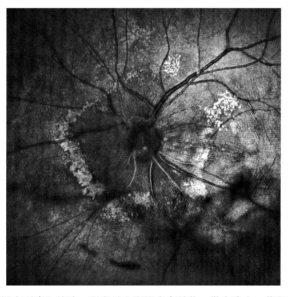

患者主因"左眼视力下降"就诊，眼底见左眼视盘旁肿物，散在渗出，黄斑区金箔样反光。

图 13-19　共聚焦扫描眼底镜（cSSO）图像

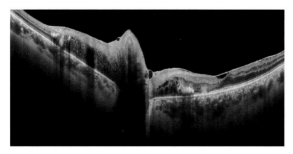

同图 13-19 患者的 SS-OCT 显示左眼视盘旁视网膜内隆起，其后低信号，其周视网膜神经上皮层水肿，视网膜前膜。

图 13-20　广角 SS-OCT 单线扫描

○ 视网膜星形细胞错构瘤

　　视网膜星形细胞错构瘤为结节性硬化症眼部主要表现之一。结节性硬化症为一种常染色体显性遗传病，特征为多个器官发生多种良性肿瘤，可累及脑、心脏、皮肤、眼、肾、肺等器官。约有 50% 的结节性硬化症患者眼底表现为视网膜星形细胞错构瘤，可为孤立的或多发的，累及单眼或双眼。Pichi 等根据视网膜星形细胞错构瘤的 OCT 形态特征将其分为四型，Ⅰ型 OCT 形态为内层视网膜扁平病灶，眼底检查中观察不到明显异常；Ⅱ型 OCT 显示内层视网膜隆起，高度＜ 500 μm，眼底检查可见视网膜隆起病灶；Ⅲ型 OCT 显示高度＞ 500 μm 的视网膜隆起肿物，并伴有内层视网膜钙化，眼底检查见桑葚样钙化肿物；Ⅳ型 OCT 形态为＞ 500 μm 的内层视网膜隆起，伴视网膜层间空腔，眼底检查见边界光滑、无钙化的视网膜肿物（图 13-21，图 13-22）。

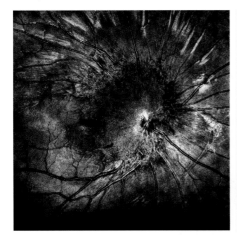 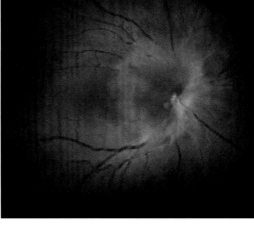

患者，男性，28 岁，主因"发现皮肤色素脱失 10 余年，呼吸困难 2 个月"就诊于呼吸内科，疑诊结节性硬化症，要求眼科会诊查眼底。右眼眼底见视盘前隆起病灶。

图 13-21　彩色眼底照相

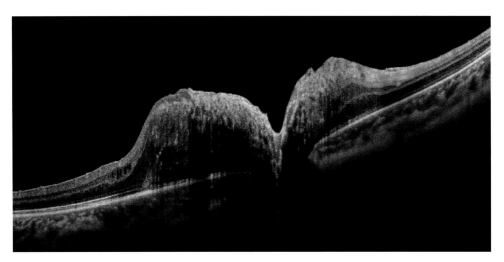

同图 13-21 患者，右眼 SS-OCT 显示视盘内层视网膜隆起，其间可见钙化，神经上皮层间局限小囊腔。结合病史、临床症状及眼部表现，诊断为"右眼视网膜星形细胞错构瘤"，OCT 分型为 Ⅲ 型。

图 13-22　SS-OCT 单线扫描

◯ 脉络膜黑色素瘤

脉络膜黑色素瘤是成年人最常见的眼内原发恶性肿瘤，常表现为肿瘤表面橘红色色素沉积及由于肿瘤血管渗漏造成的视网膜下积液。OCT 检查主要表现为视网膜下积液及视网膜色素上皮脱离等改变。脉络膜黑色素瘤的血液循环较为复杂，可表现为血管吻合、血管袢、血管丛或血管弧，故其 OCTA 检查表现亦多种多样（图 13-23 至图 13-25）。

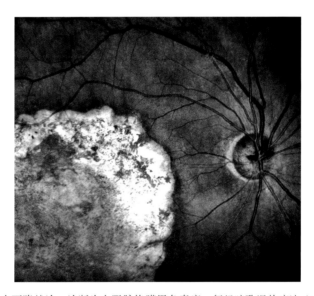

患者，女性，55 岁，因右眼视力下降就诊，诊断为右眼脉络膜黑色素瘤，行经瞳孔温热疗法（TTT）治疗。右眼 cSSO 显示右眼黄斑区类圆形萎缩灶。

图 13-23　共聚焦扫描眼底镜（cSSO）图像

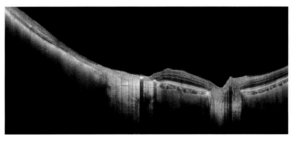

同图 13-23 患者的右眼黄斑区视网膜神经上皮层萎缩变薄，黄斑中心凹形态消失，外层视网膜及脉络膜毛细血管层结构不清，显示为高反射信号，黄斑鼻侧视网膜增厚，其内可见囊腔，神经上皮层水肿。

图 13-24　广角 SS-OCT 单线扫描

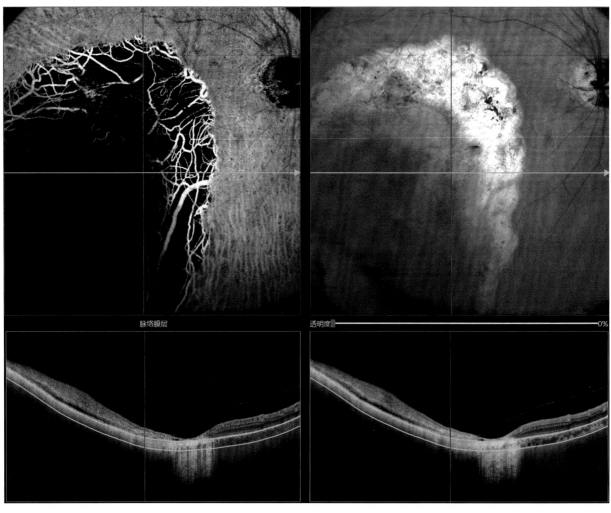

脉络膜层

透明度 0%

显示病灶区域低反射信号，边缘散在不规则血管形态（扫描范围 12 mm × 12 mm，分辨率 1024 像素 × 1024 像素）。

图 13-25　脉络膜层 SS-OCTA 图像

○ 原发性眼内淋巴瘤

原发性眼内淋巴瘤（primary intraocular lymphoma，PIOL）是指最初存在于眼内伴或不伴中枢神经系统受累的原发性中枢神经系统淋巴瘤（primary central nervous system lymphoma，PCNSL），15% ~ 25% 的 PCNSL 将出现眼部受累，可通过玻璃体、脉络膜或视网膜活检诊断。PIOL 的特征性眼底改变为神经视网膜层扁平奶油状黄白色病灶，病灶可以为单发或多发的、融合或孤立的，或为多发性斑点状病灶（图 13-26 至图 13-30）。OCT 可显示为 RPE 层点状隆起病灶。

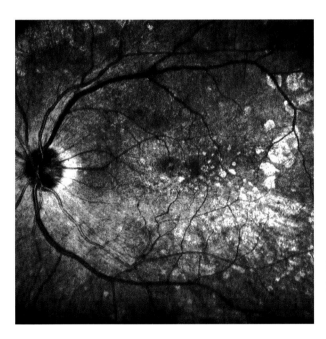

患者，女性，58 岁，主因双眼前黑影飘动就诊。查体发现双眼玻璃体黄白色颗粒状混浊，左眼较重，眼底可见视网膜散在黄白色病灶。cSSO 图像可见视网膜散在点状及斑片状高反射信号。

图 13-26　共聚焦扫描眼底镜（cSSO）图像

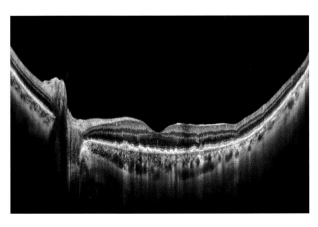

同图 13-26 患者左眼神经上皮轻度水肿，RPE 层多发隆起病灶。

图 13-27　广角 SS-OCT 单线扫描

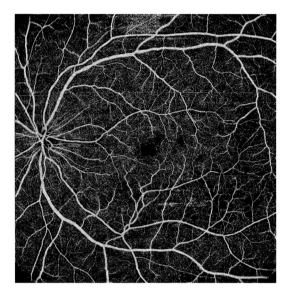

同图 13-26 患者的视网膜全层 OCTA 图像显示视网膜血管走行正常，黄斑区颞下局部小片视网膜毛细血管无灌注区（扫描范围 12 mm×12 mm，分辨率 1024 像素 ×1024 像素）。

图 13-28　SS-OCTA 图像

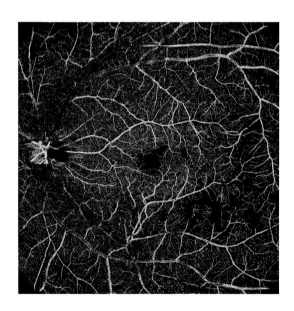

同图 13-26 患者浅层视网膜毛细血管层 OCTA 图像显示黄斑颞下局限浅层视网膜血管低密度、局限片状无灌注区（扫描范围 12 mm×12 mm，分辨率 1024 像素 ×1024 像素）。

图 13-29　SS-OCTA 图像

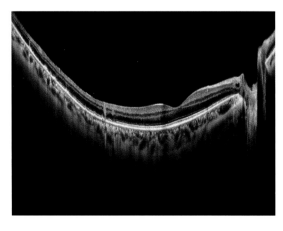

同图 13-26 患者 SS-OCT 扫描显示黄斑颞侧神经上皮下 RPE 层散在隆起病灶。

图 13-30　广角 SS-OCT 单线扫描

参考文献

1. ROJANAPORN D，KALIKI S，FERENCZY S R，et al. Enhanced depth imaging optical coherence tomography of circumscribed choroidal hemangioma in 10 consecutive cases. Middle East Afr J Ophthalmol，2015，22（2）：192-197.

2. LO GIUDICE G，CATANIA A G，GALAN A. Optical coherence tomography angiography in choroidal haemangioma：small case series. Acta Ophthalmol，2018，96（3）：e408-e409.

3. PIERRO L，MARCHESE A，GAGLIARDI M，et al. Choroidal excavation in choroidal osteoma complicated by choroidal neovascularization. Eye（Lond），2017，31（12）：1740-1743.

4. SHIELDS C L，AREPALLI S，ATALAY H T，et al. Choroidal osteoma shows bone lamella and vascular channels on enhanced depth imaging optical coherence tomography in 15 eyes. Retina，2015，35（4）：750-757.

5. CENNAMO G，ROMANO M R，IOVINO C，et al. OCT angiography in choroidal neovascularization secondary to choroidal osteoma. Acta Ophthlmol，2017，95（2）：e152-e154.

6. PICHI F，MASSARO D，SERAFINO M，et al. Retinal astrocytic hamartoma：optical coherence tomography classification and correlation with tuberous sclerosis complex. Retina，2016，36（6）：1199-1208.

第14章　其他疾病

○ 视网膜大动脉瘤

视网膜大动脉瘤又称获得性视网膜大动脉瘤，其特征为眼底可见单条或多条视网膜动脉管壁局限性扩张，呈囊状、憩室状或梭形，多位于视网膜动脉的第三分支之前，本疾病的病变部位如未累积黄斑区，临床多无症状，患者多不会就诊，如瘤体突然发生破裂，出血较多时会造成视力下降（图 14-1，图 14-2）。

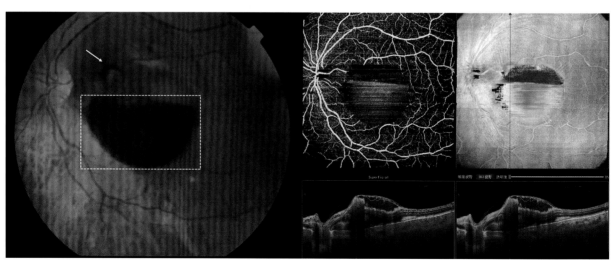

患者，男性，88 岁，左眼视力下降 2 周，左图的彩色眼底照相见左眼视盘颞上橘红色的大动脉瘤病灶（白色箭头），视网膜前出血（虚线方框），右图是 12 mm × 12 mm 广角 OCTA 和 OCT en face 图像。

图 14-1　彩色眼底照相和 SS-OCTA 图像

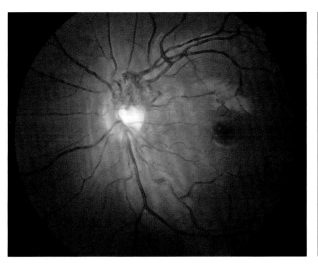

同图 14-1 患者，SS-OCT 扫描可见动脉瘤所在部位呈圆形高反射信号（红色箭头），可见视网膜下出血、视网膜内出血和视网膜前内界膜下出血；上方出血以血浆成分为主，呈低反射信号（星号）；下方红细胞较多，呈致密高反射信号（虚线方框）。

图 14-2 SS-OCT 单线扫描图像

○ 先天性视盘前血管袢

　　先天性视盘前血管袢，通常表现为小动脉或小静脉的弯曲袢，延伸至视神经平面以上并进入玻璃体腔，呈螺旋状，当其进入玻璃体腔时，常包裹在白色纤维胶质鞘内。患者通常没有症状，可继发视网膜动脉阻塞或玻璃体出血（图 14-3，图 14-4）。

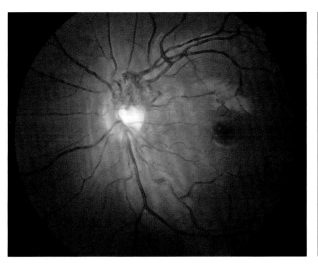
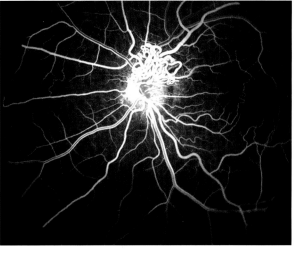

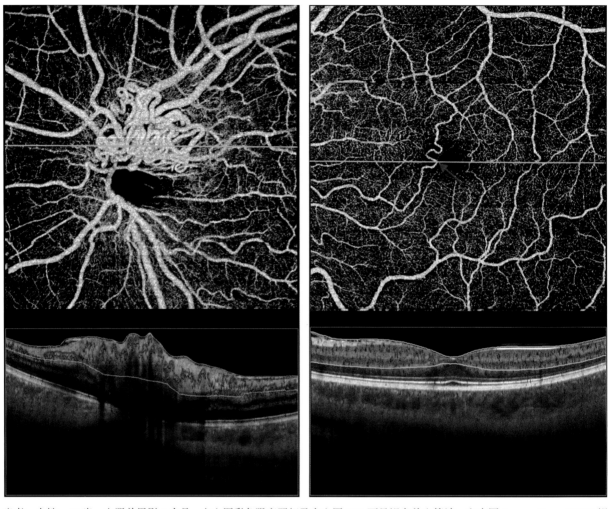

患者，女性，13岁，左眼前黑影1个月。左上图彩色眼底照相及右上图FFA可见视盘前血管祥。左中图6 mm×6 mm OCTA视网膜内层可清晰显示视盘前血管祥结构，右中图显示黄斑区吻合血管（红色箭头）。

图 14-3　彩色眼底照相和 SS-OCTA 图像

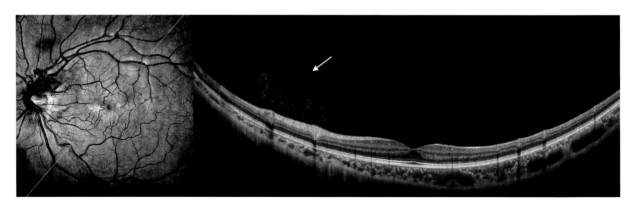

同图 14-3 患者，SS-OCT 16 mm 单线扫描显示下方玻璃体出血（白色箭头）。

图 14-4　SS-OCT 单线扫描

黄斑囊样变性

　　黄斑囊样变性最常见的病因是眼球钝挫伤后黄斑出现水肿或出血，以至于形成囊样变性，也可继发于老年黄斑变性、慢性中心性浆液性脉络膜视网膜病变、病理性近视及血管性疾病等。由于外层视网膜严重受损，患者视力受损严重（图 14-5 至图 14-8）。

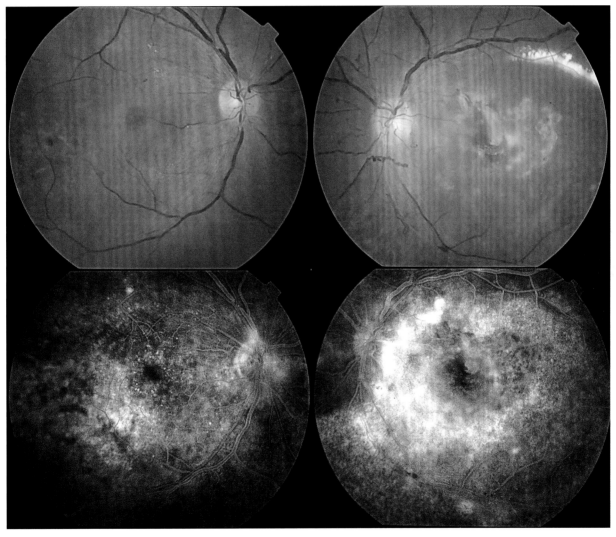

患者，男性，47 岁，既往诊断为双眼中心性浆液性脉络膜视网膜病变，彩色眼底照相可见双眼色素上皮病变，左眼视盘表面异常血管，后极部大泡样隆起；FFA 可见双眼后极部弥漫荧光素渗漏。

图 14-5　彩色眼底照相和 FFA

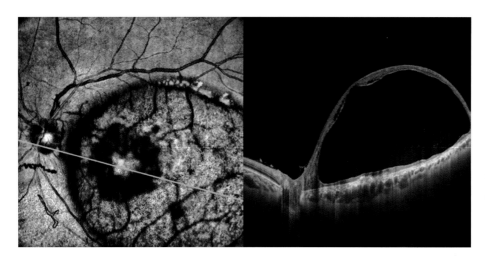

可见左眼黄斑区大泡样囊变，外层视网膜破坏，外界膜、椭圆体带消失。

图 14-6　SS-OCT 6 mm 深度扫描

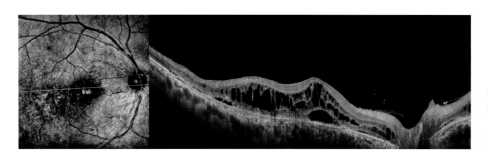

可见右眼黄斑区囊样变性，视网膜内囊腔及视网膜下液，外界膜及椭圆体带消失。

图 14-7　SS-OCT 单线扫描

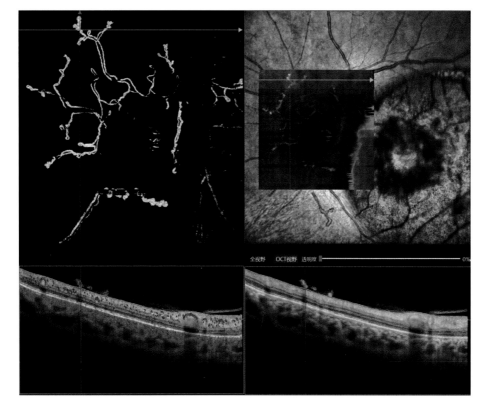

左眼视盘 OCTA 扫描，显示视盘表面的异常血管位于玻璃体腔。

图 14-8　SS-OCTA 玻璃体层面图像

○ 脉络膜裂伤继发脉络膜新生血管

眼部钝挫伤可造成脉络膜裂伤。脉络膜和色素上皮裂伤通常环绕视盘呈同心圆状分布，也可以位于任何位置呈各种形状。脉络膜裂伤时通常伴有出血，伤后数月可以继发脉络膜新生血管，最终形成新的瘢痕（图 14-9，图 14-10）。

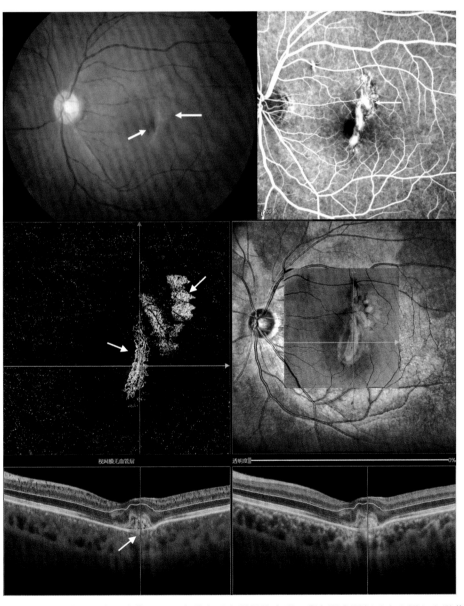

患者，男性，36 岁，6 个月前左眼球钝挫伤，近 1 个月出现左眼视物变形。彩色眼底照相（左上图）左眼黄斑区线状裂伤及出血（白色箭头）；FFA（右上图）显示脉络膜新生血管（白色箭头）和脉络膜破裂处的组织染色。6 mm×6 mm OCTA 无血管层（左中图）清晰的显示脉络膜新生血管网；相应 B-scan OCTA 可见 2 型 CNV，新生血管组织穿透 RPE 及 Bruch 膜。

图 14-9　彩色眼底照相、FFA 和 SS-OCTA 图像

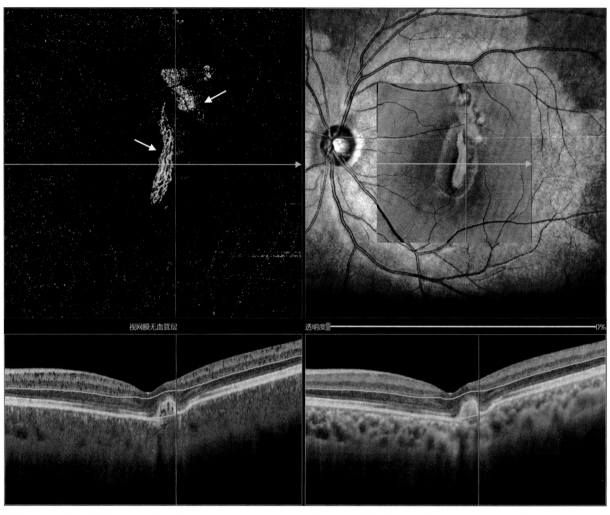

视网膜无血管层

透明度 0%

同图 14-9 患者，左眼抗 VEGF 治疗后，6 mm×6 mm OCTA 无血管层显示脉络膜新生血管网明显缩小（白色箭头），相对应的
B-scan OCTA 显示 CNV 缩小，视网膜下渗出吸收（红色箭头）。

图 14-10　抗 VEGF 治疗后的 SS-OCTA 图像

○ 特发性脉络膜新生血管

特发性脉络膜新生血管是指年轻人发生的脉络膜新生血管，并排除了其他能产生 CNV 的疾病（图 14-11 至图 14-14）。

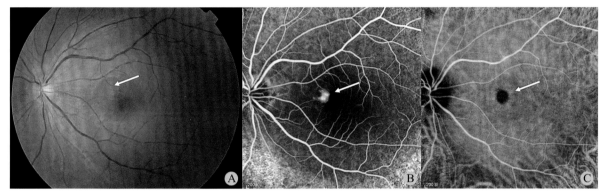

患者，女性，28 岁，左眼中心视力下降。彩色眼底照相（A）可见左眼黄斑中心凹下新生血管膜，FFA（B）表现为新生血管渗漏，ICGA（C）隐约可见中心凹弱荧光区内新生血管网。

图 14-11　彩色眼底照相、FFA 和 ICGA 图像

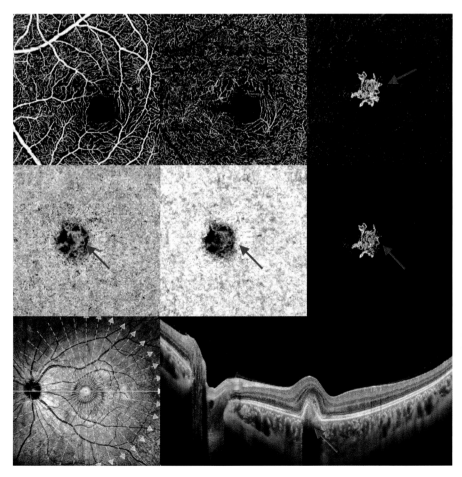

同图 14-11 患者，6 mm×6 mm SS-OCTA（上图及中图）的不同层次图像，无血管层、脉络膜浅层、脉络膜深层均可显示脉络膜新生血管网（红色箭头）。SS-OCT（下图）可见 2 型新生血管，RPE 局部断裂，视网膜下渗出（红色箭头）。

图 14-12　SS-OCTA 和 SS-OCT 图像

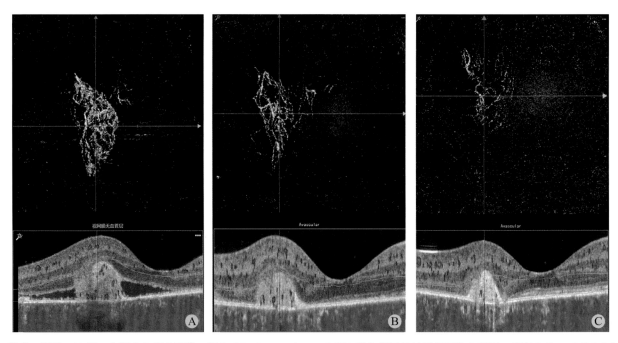

患者，男性，21 岁，左眼中心视力下降，视力 0.5。3 mm×3 mm OCTA 无血管层显示异常新生血管网，相应 B-Scan OCTA 可见视网膜下积液（A）。左眼抗 VEGF 治疗后 4 天，异常血管网明显缩小，视网膜下液吸收（B）。左眼抗 VEGF 治疗后 1 个月，新生血管网完全萎缩，残存少量血管网，B-Scan OCT 显示 CNV 缩小，边界清晰（C）。

图 14-13　抗 VEGF 治疗前后 SS-OCTA 图像对比

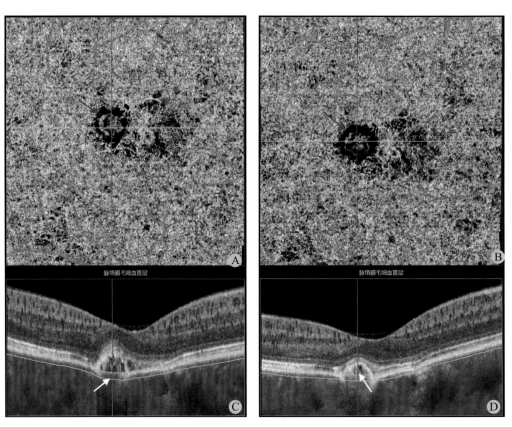

患者，男性，33 岁，右眼中心视力下降，3 mm×3 mm OCTA 脉络膜毛细血管层显示小环状异常新生血管网（A），B-Scan OCTA 显示异常 1 型新生血管位于 RPE 下，外界膜及椭圆体带破坏，伴少量视网膜下液（C）。抗 VEGF 治疗后 1 个月，OCTA 显示异常血管网缩小（B），B-Scan OCT 显示 CNV 变小，椭圆体带及外界膜恢复，视网膜下液完全吸收（D）。

图 14-14　抗 VEGF 治疗前后 SS-OCTA 图像对比

嗜酸性粒细胞增多症继发眼缺血综合征

　　嗜酸性粒细胞增多症是一种以嗜酸性粒细胞增多为特征的骨髓增生性疾病，可损伤多个器官。嗜酸性粒细胞可以造成高凝状态，造成周边视网膜血管灌注不足，造成眼缺血综合征，引起新生血管形成（图 14-15 至图 14-18）。

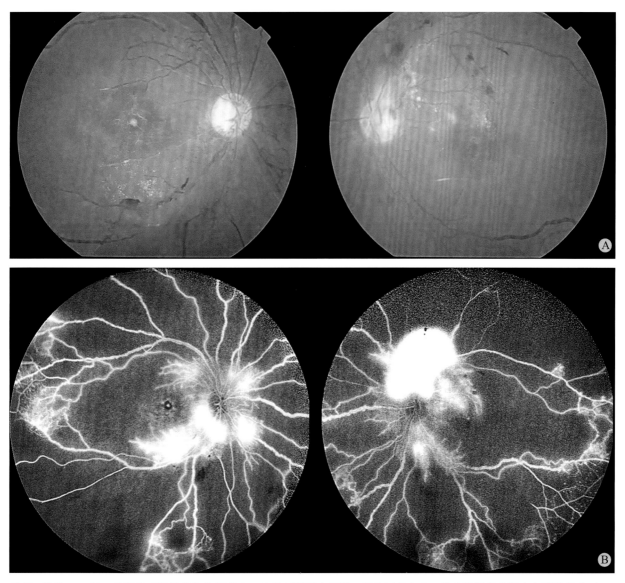

　　患者，男性，27 岁，诊断为嗜酸性粒细胞增多症，突发双眼视力下降。眼底可见出血、渗出及视盘旁新生血管形成（A）。
FFA 显示双眼大片无灌注区，视盘新生血管渗漏（B）。

图 14-15　彩色眼底照相和 FFA 图像

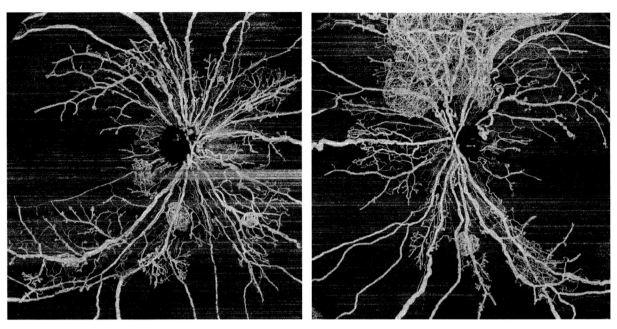

同图 14 -15 患者，12 mm × 12 mm OCTA 视网膜全层显示视盘周围残存视网膜毛细血管，左眼视盘上方大片新生血管。

图 14-16　广角 SS-OCTA 图像

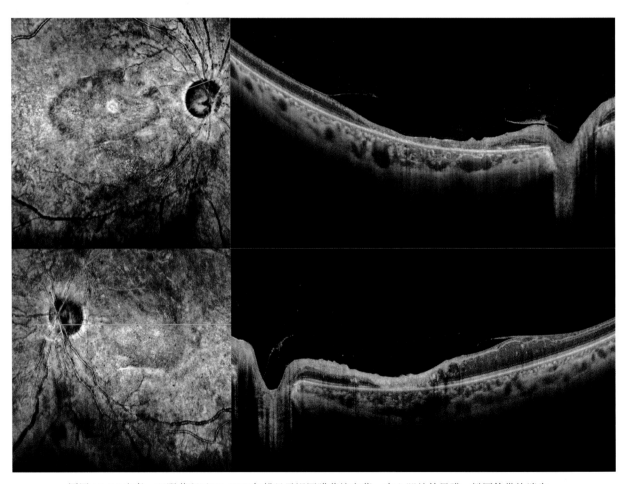

同图 14 -15 患者，双眼黄斑区 SS-OCT 扫描显示视网膜萎缩变薄，中心凹处外界膜、椭圆体带均消失。

图 14-17　SS-OCT 图像

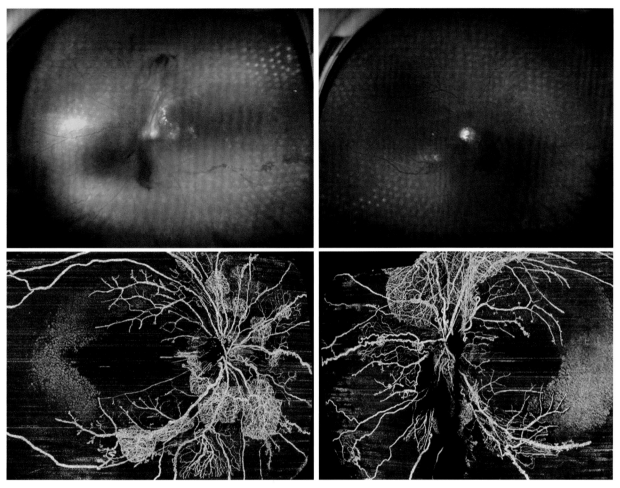

同图 14-15 患者，双眼全视网膜激光光凝治疗后 1 个月，双眼视盘前新生血管加重伴玻璃体出血，SS-OCTA 拼图显示双眼粗大的视盘新生血管，较图 14-16 明显加重。

图 14-18 超广角眼底照相和超广角 SS-OCTA 拼图

参考文献

1. PITKAÄNEN L, TOMMILA P, KAARNIRANTA K, et al. Retinal arterial macroaneurysms. Acta Ophthalmol, 2014, 92 (2)：101-104.

2. SINGH R, FUJINAMI K, MOORE A T. Branch retinal artery occlusion secondary to prepapillary arterial loop. Retin Cases Brief Rep，2014, 8 (2)：124-126.

3. MOHABATI D, HOYNG C B, YZER S, et al. Clinical characteristics and outcome of posterior cystoid macular degeneration in chronic central serous chorioretinopathy. Retina，2020，40 (9)：1742-1750.

4. DOLZ-MARCO R, FINE H F, FREUND K B. How to differentiate myopic choroidal neovascularization, Idiopathic multifocal choroiditis, and punctate inner choroidopathy using clinical and multimodal imaging findings. Ophthalmic Surg

Lasers Imaging Retina，2017，48（3）：196-201.

5. WANG Q，CHAN S Y，JONAS J B，et al. Optical coherence tomography angiography in idiopathic choroidal neovascularization. Acta Ophthalmol，2016，94（4）：415-417.

（陈欢）